足踝伤病科普系列丛书

总主编：牛云飞　许硕贵

海军军医大学第一附属医院创伤骨科
国家重点学科
国家临床重点专科
上海市髋部骨折诊疗中心
国内首批博士学位授予学科及博士后流动站

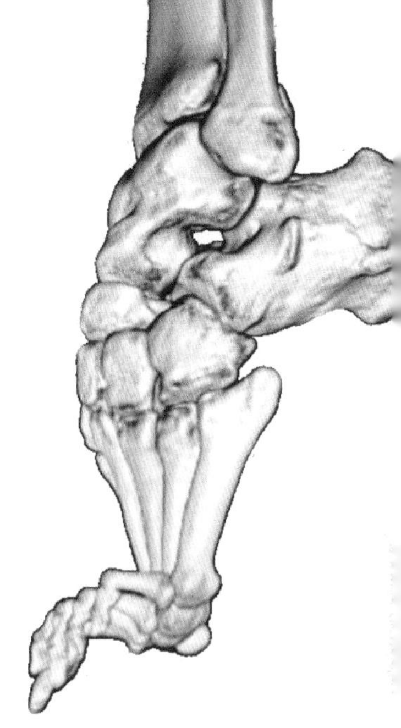

高弓足

主　编◎牛云飞　郑龙坡　许国星　杨传军

科学技术文献出版社
SCIENTIFIC AND TECHNICAL DOCUMENTATION PRESS
·北京·

图书在版编目（CIP）数据

高弓足 / 牛云飞等主编. -- 北京：科学技术文献出版社, 2024. 12. -- (足踝伤病科普系列丛书 / 牛云飞，许硕贵总主编). -- ISBN 978-7-5235-1145-9

Ⅰ. R684

中国国家版本馆 CIP 数据核字第 2024GU3505 号

高弓足

策划编辑：钱一梦　责任编辑：李晓晨　公　雪　责任校对：张永霞　责任出版：张志平

出 版 者　科学技术文献出版社
地　　址　北京市复兴路15号　邮编　100038
出 版 部　（010）58882943，58882087（传真）
发 行 部　（010）58882868，58882870（传真）
官方网址　www.stdp.com.cn
发 行 者　科学技术文献出版社发行　全国各地新华书店经销
印 刷 者　中煤（北京）印务有限公司
版　　次　2024年12月第1版　2024年12月第1次印刷
开　　本　850×1168　1/32
字　　数　97千
印　　张　4.75　彩插28面
书　　号　ISBN 978-7-5235-1145-9
定　　价　36.00元

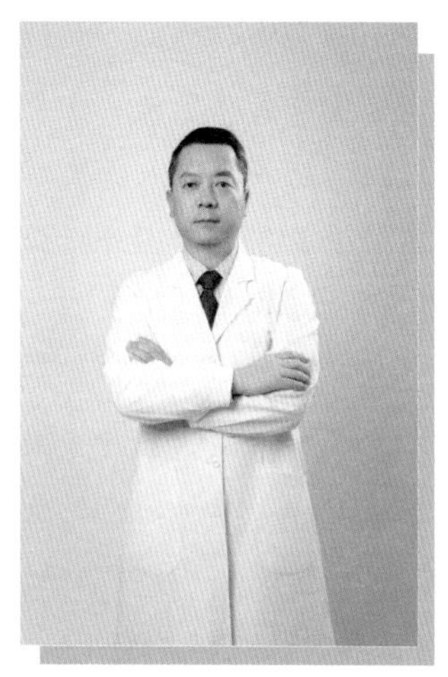

主编小传

牛云飞，男，生于1976年10月16日，中共党员，汉族，海军军医大学骨外科学博士，华东理工大学材料学博士后，海军军医大学第一附属医院（长海医院）创伤骨科副主任医师、副教授、硕士生导师、外籍留学生导师。

长期从事战创伤四肢骨盆骨折及畸形矫正、骨髓炎、骨外露、骨缺损、骨不连的诊治，尤其在足踝畸形方向有较高造诣，治疗了大量先天及创伤性高弓足、内翻足、平足、踇外翻畸形，使严重长期跛行的患者恢复了正常的步态。先后在国内外杂志发表论文100余篇，其中以第一及通讯作者身份发表SCI收录文章30篇，作为项目负责人承担国家自然科学基金2项、省部级基金6项、申请专利15项，作为主编或副主编参编《海战创伤外科学》《髋臼骨折治疗学》等专著15部。

为海军军医大学第一附属医院十佳优秀青年医师、十佳为部队服务先进个人，获解放军个人三等功一次，入选海军军医大学“5511”人才库和上海市高校中青年教师国外访学进修计划、上海市科协“晨光计划”。

以第一完成人获军队医疗成果奖三等奖1项、海军军医大学教学成果奖三等奖1项；以第二完成人获军队医疗成果奖二等奖1项，参与获得中华医学科技奖一等奖1项、军队科学技术进步奖一等奖1项，上海市科技进步奖一等奖2项、教育部科技进步奖二等奖1项、上海医学科技奖二等奖1项、中华医学科技奖三等奖1项、上海医学科技奖成果推广奖1项、海军军医大学教学成果奖一等奖1项。

为国际矫形与创伤外科学会中国部创伤学会委员、中华医学会骨科分会青年委员会肩肘外科学组委员、中国人民解放军骨科专业委员会骨质疏松党组委员、全军灾难医学会委员、中国医师协会灾难医学学组委员、中国残疾人康复协会脊髓损伤康复专业委员会和国际脊髓学会中国脊髓损伤分会青年委员、上海市中西医结合学会创伤医学委员会和骨伤科委员会生物材料学组青年委员、中国生物医学工程学会组织工程与再生医学分会会员、国家自然科学基金评审专家、中国康复器具协会会员、《实用骨科杂志》编委、《中国组织工程研究》杂志审稿专家、宁夏固原市原州区人民医院技术顾问。

《高弓足》编写组

总主编：牛云飞　许硕贵

主　编：牛云飞　郑龙坡　许国星　杨传军

副主编：马涑涑　李　笛　徐　敏　魏　强

编　者：（按姓氏拼音排序）

杜秉林　杜科伟　杜夏铭　季胤俊
李　欣　李晓东　刘　栋　刘浩怡
刘欣燕　刘艳红　牛玉玉　潘思华
钱星宇　汪　洋　汪　娟　魏　强
夏　琰　杨岚清　姚　斌　姚毅勇
张格乐　张皓琛　周启荣　朱德刚

前　言

高弓足，是指因遗传、骨病、烧伤、创伤或手术等因素导致足部肌肉肌腱挛缩、张力不平衡，进而骨骼变形、足弓升高、足部疼痛和行走困难的一种疾病，此病可发生于从胎儿到老年的各个年龄段，畸形种类多变，对人体功能危害极大，治疗的选择十分困难。正常足弓支撑体重、吸收应力、维持平衡、可以适应不同运动场景和地形等，高弓足患者足弓过高且僵硬，足部受力不均匀，引起身体自下至上多种骨骼畸形及疼痛，如踇外翻、锤状趾、胼胝、跖痛症、足底筋膜炎、跟骨内外翻畸形、O 型腿、骨盆倾斜、驼背畸形、脊柱侧弯、高低肩等。尽管高弓足在我国发生率不高，但常因未能早发现、早治疗及误诊误治，对患者造成终生危害，足部长期疼痛，严重影响生存质量。高弓足畸形种类多变、治疗周期长、治疗难度大、并发症多，其预防及治疗仍然是骨科医生面临的巨大挑战。

自古就有高弓足畸形的病例，1922 年，英国考古学家霍华德·卡特利用电脑还原技术，发现埃及第十八王朝法老图坦卡蒙是个有畸形足、龅牙和女性般丰臀的人，这种非正常形象是古埃及王朝一向沿袭近亲结婚所致。科学家通过 DNA 证实图坦卡蒙是亲兄妹所生，先天带有多种遗传病，畸形足就是其中之一。

尽管高弓足治疗较为困难，但得益于医学技术的不断创新，现代医学对其治疗手段取得巨大进步，已形成包括物理治疗、器械矫形、手术治疗、康复治疗等为一体的综合治疗。基因筛查的应用也使先天性高弓足发生率显著下降。然而，由于医学知识普及的不足，高弓足对患者、家庭、社会的危害仍十分惊人，迫切需要对相关知识进行普及，提高其整体治愈率，降低致残率。因此，高弓足科普不可忽视，长期以来，我们深感缺少一本既内容全面又语言简洁易懂的关于高弓足的科普读物，这本《高弓足》科普读物正是在这样的大环境下应运而生的，它的出版是时代的需要，是临床医生们的期盼，也是社会和患者的福音。

衷心地感谢各位编者在繁忙的医、教、研工作之余，秉承传道解惑、求真务实和一丝不苟的精神，本着出精品的信念，广泛收集资料，结合自己的临床工作经验和专业知识，精心撰写了这本书，我们诚挚地感谢他们的辛苦付出。

这本《高弓足》读物内容丰富、广泛、语言简明、实用。我们根据国内外大量有关马蹄高弓足的报道及临床经验，编写了这本书，目的是让广大读者从专业视角充分了解高弓足的相关知识，为广大读者提供自测的方式以判断自己是否患有高弓足，从而进行早预防、早诊断和早治疗，避免出现更加严重的并发症。本书每节都附有相关的图片，图文并茂，将基础和临床知识紧密结合；既做到了系统介绍，又能突出重点，希望读者能够从中受益。限于水平和经验，难免存在疏漏和差错，敬请同道和广大读者不吝批评指正。

目　录

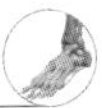

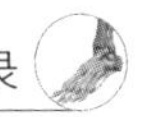

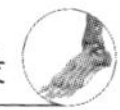

一、高弓足的基本知识

（一）足的解剖

1. 足踝有什么解剖特点？

正常人每只脚有26块骨骼，包括跗骨、跖骨和趾骨三部分。

（1）跗骨：又称脚背骨，在跖骨和胫骨之间，构成脚跟和脚面的一部分，由7块小骨组成，分别为近侧列的3块骨：跟骨、距骨、舟骨；远侧列由内至外依次排列的4块骨：第1楔骨、第2楔骨、第3楔骨、骰骨。

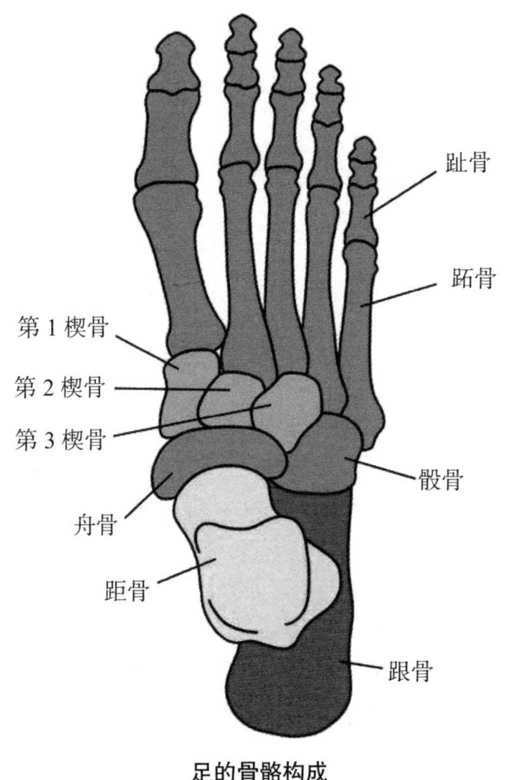

足的骨骼构成

①跟骨的解剖特点

跟骨在足跟部位，是足内最大的骨。它将体重传到地面，为小腿肌肉构成一个强大的杠杆。跟骨形态不规则，大致呈方形，具有 6 个表面：上面、跖面、外侧面、内侧面、前面、后面；4 个关节面：前距关节面、中距关节面、后距关节面、骰关节面。

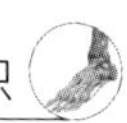

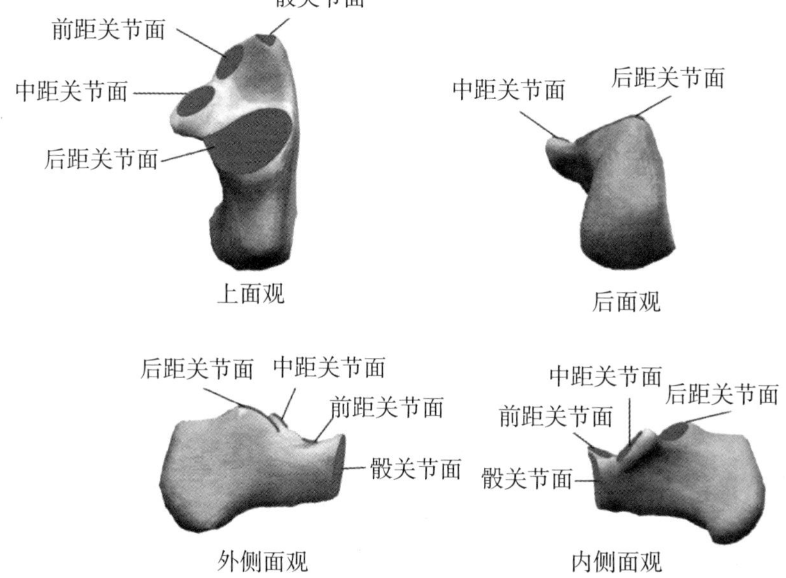

②距骨的解剖特点

距骨位于跗骨上中央，为第二大跗骨，呈不规则形状，由体部、颈部和头部组成，头部与舟骨相连，颈部作为足部韧带附着处，体部在跟骨之上，通过与腓骨外踝和胫骨内踝相连，支持大腿。

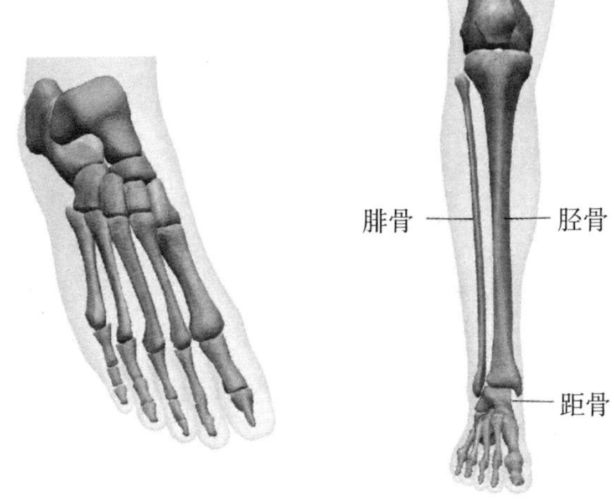

③舟骨的解剖特点

舟骨位于跗骨内侧，介于距骨和楔骨之间，与距骨和 3 块楔骨形成关节，偶尔与骰骨形成关节。

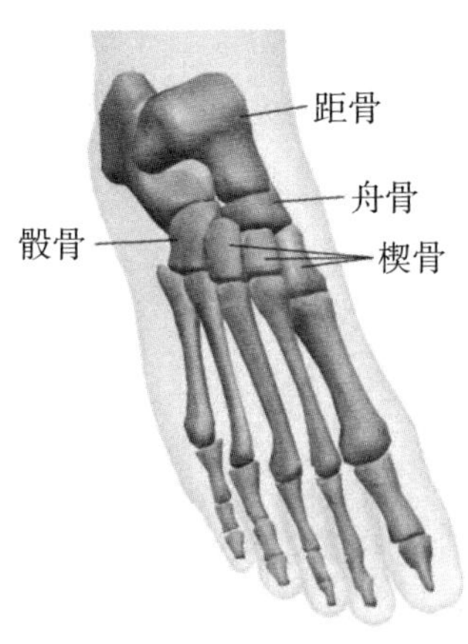

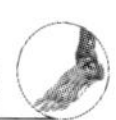

（2）跖骨：为长骨，共 5 块，从内侧向外侧依次命名为第 1 至第 5 跖骨。跖骨分为头、体、底 3 部分。

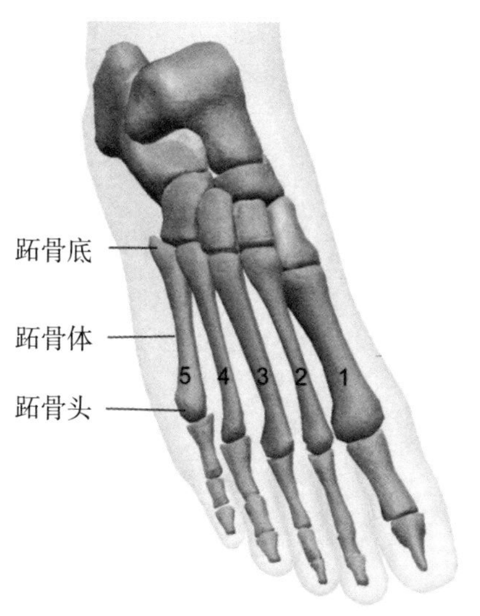

（3）趾骨：共 14 块，踇趾为 2 节，其余各趾均为 3 节。由近侧至远侧依次为第 1 节趾骨（近节趾骨）、第 2 节趾骨（中节趾骨）、第 3 节趾骨（远节趾骨）。踇趾的趾骨粗壮，其余趾的趾骨细小，第 5 趾的第 3 节趾骨甚小，往往与第 2 节趾骨融成一块。

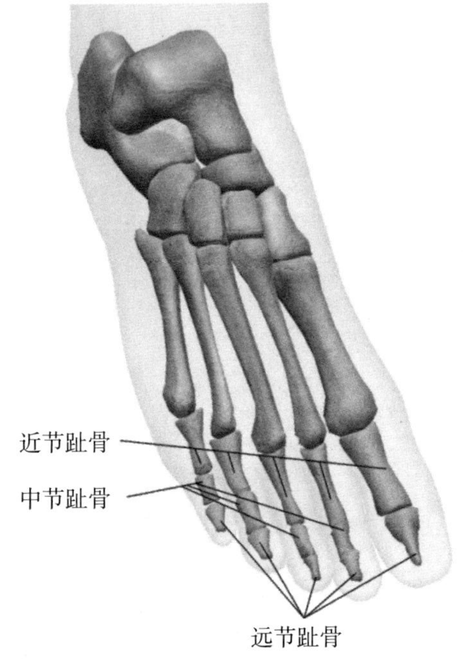

2. 足踝部位有哪些连接结构?

人类的足部从结构上可以分为前足、中足和后足三大部分。足的任一部分或关节并非独立体，而是由足部的 26 块骨头和关节组成复合体，共同参与足踝部的功能。

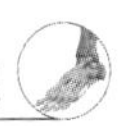

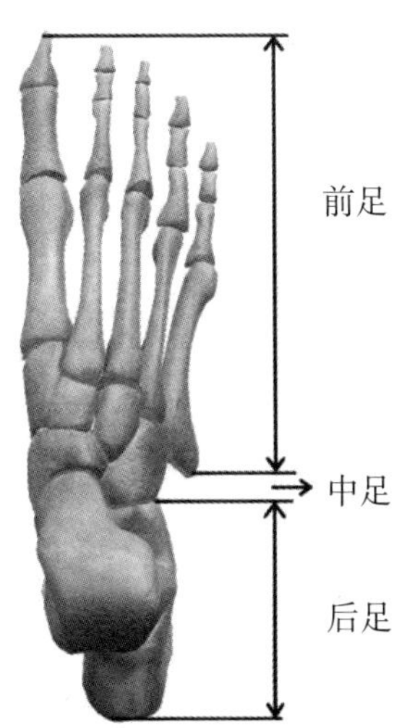

足踝关节分为必要关节和非必要关节。

（1）必要关节：踝关节、距下关节、距舟关节、跖骰关节、跖趾关节。

踝关节：又称距骨小腿关节，由组成小腿骨骼的胫骨、腓骨远端与距骨构成，是人体的重要承重关节，在行走、跑动、跳跃时对稳定人体平衡有重要意义。

距下关节：是最重要的关节，但常被人们忽略。它是身体的方向盘，能让足向内和向外翻，使足部适应凹凸的地形和传递承重力。

距舟关节、跖骰关节、跖趾关节：能让足做轻微的屈、伸和收、展运动。

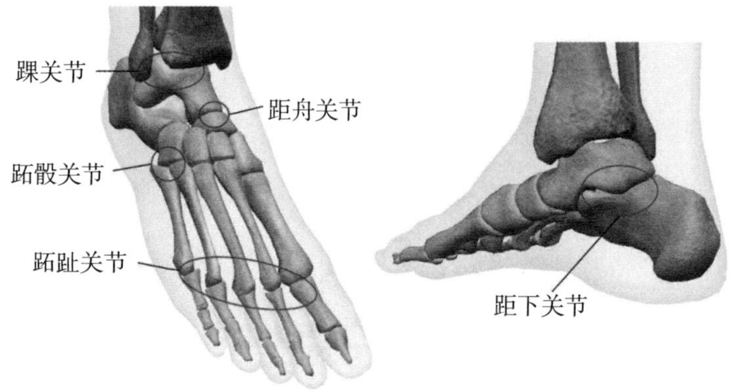

（2）非必要关节：跟骰关节、舟楔关节、跖楔关节、趾间关节。

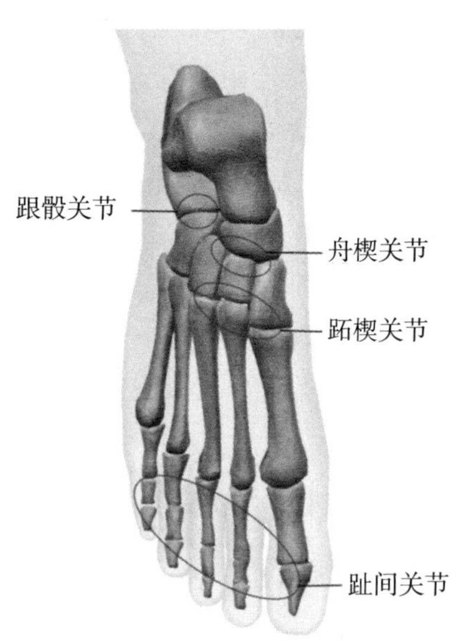

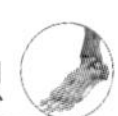

3. 维持踝关节稳定的周围韧带有哪些?

（1）外侧副韧带：距腓前韧带限制距骨前移；距腓后韧带限制距骨后移；跟腓韧带限制跟骨内翻。

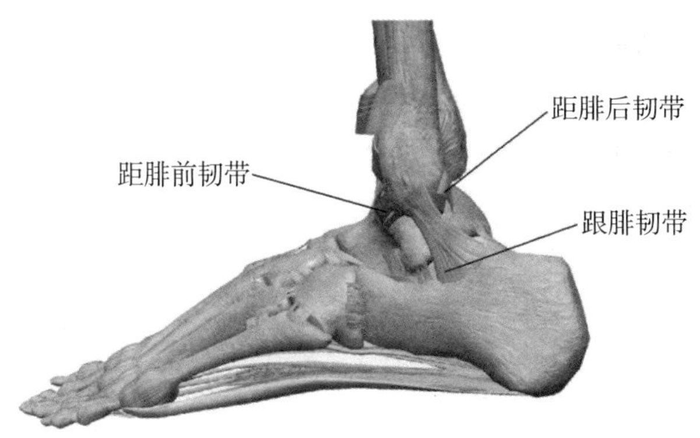

（2）内侧副韧带（三角韧带）：属于复合韧带，包括胫距前韧带、胫距后韧带、胫跟韧带、胫舟韧带，呈扇形结构，由浅层和深层组成，在足外翻时共同稳定踝关节。

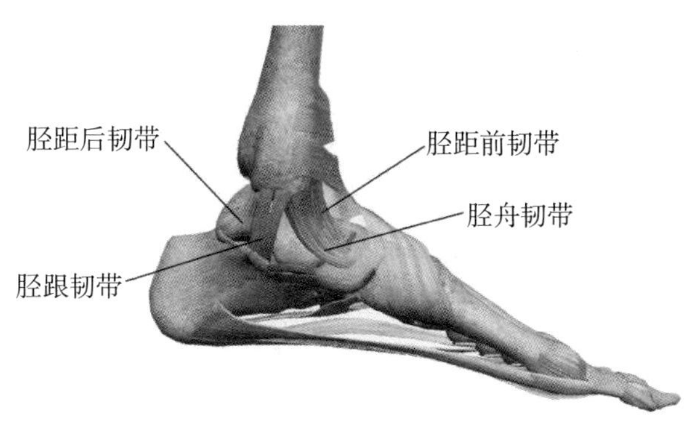

（3）下胫腓联合韧带：包括骨间韧带、下胫腓前韧带、下胫腓后韧带、下胫腓横韧带、骨间膜。

下胫腓联合韧带对维持踝关节稳定具有重要作用，这些韧带共同作用可提供超过 90% 的限制腓骨移位的作用，以对抗造成胫腓骨分离趋势的轴向、旋转、平移应力。活动造成的踝关节扭伤或骨折常常出现下胫腓联合韧带损伤，且与普通的踝关节相比，下胫腓联合韧带损伤的恢复时间增加 1 ～ 2 倍，因此经常导致慢性疼痛和关节炎。若此时再伴有骨性或三角韧带损伤将导致踝关节不稳。

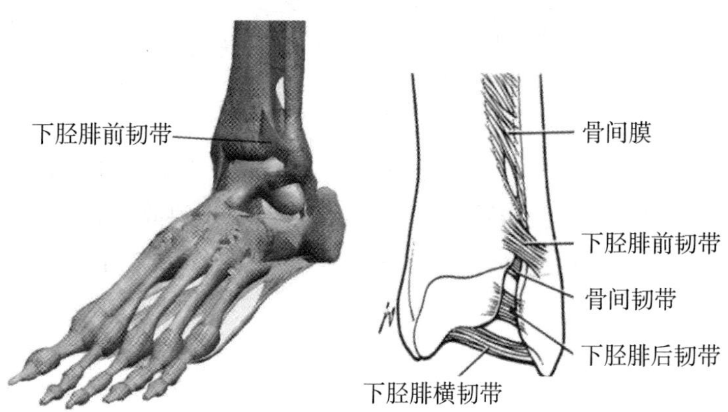

下胫腓联合韧带的组成

4. 维持足踝稳定的周围肌肉有哪些？

足与足踝周围存在众多控制脚部运动的小尺寸肌肉，这些肌肉与关节共同促使足进行大范围的运动，包括：跖面屈

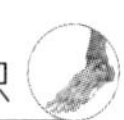

曲、背屈、倒转、外翻和旋转。

大部分足部肌肉都起始于下肢并由跟腱连到足跟。

比目鱼肌和腓肠肌共同组成小腿的三头肌，是踝关节最强有力的跖屈肌；胫骨前肌负责足部的背屈和内翻；胫后肌负责足部的跖屈和内翻，并支撑起足弓；胫骨长肌负责踝关节的背屈和内翻。在足部内部还有很多小肌肉，这些小肌肉可帮助脚趾跖屈和背屈。

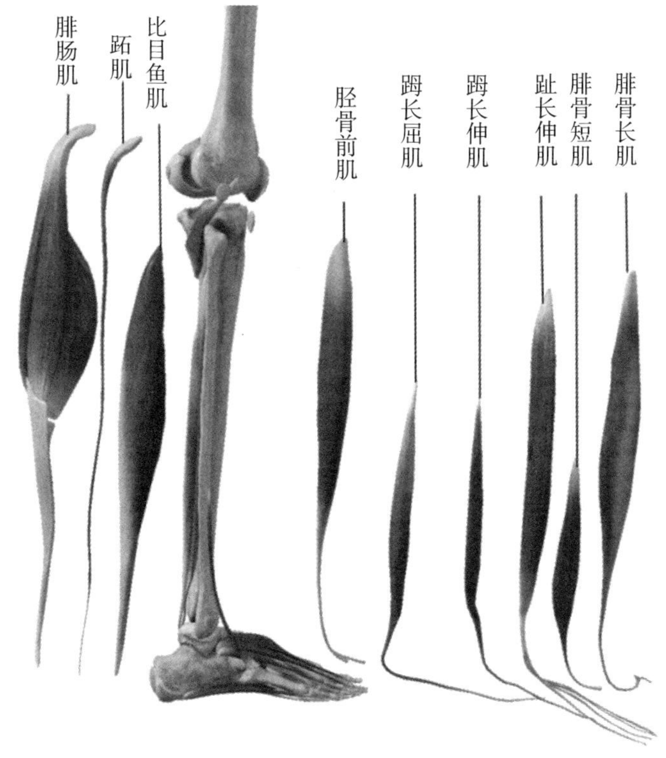

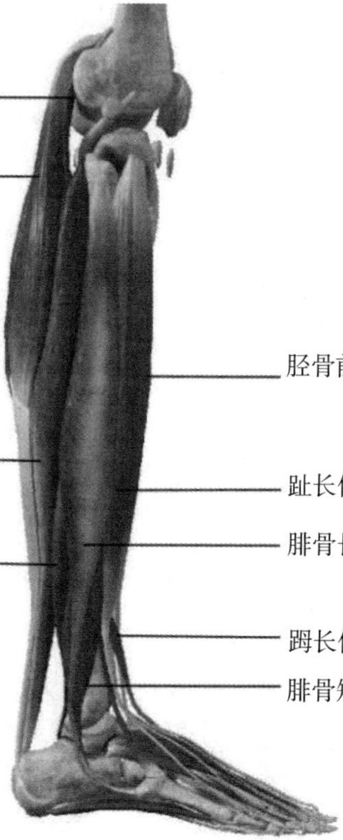

跖肌
腓肠肌
小腿三头肌
比目鱼肌
姆长屈肌
胫骨前肌
趾长伸肌
腓骨长肌
姆长伸肌
腓骨短肌

5. 下肢有哪些神经和血管分布?

（1）下肢的动脉（图为后面观）

分布在下肢的动脉基本上都是股动脉的分支。股动脉在分出股深动脉后，绕大腿后侧进入膝盖窝改称为腘动脉；腘动脉又分成分布在腿前侧的胫前动脉和分布在腿后侧的胫后动脉。

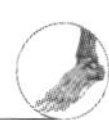

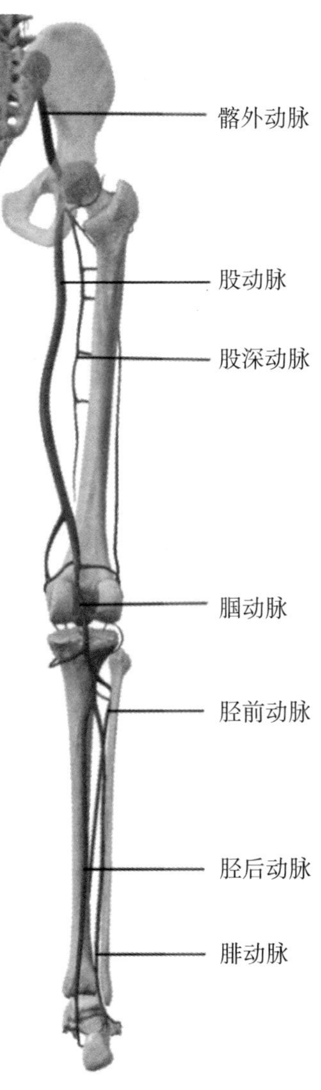
髂外动脉
股动脉
股深动脉
腘动脉
胫前动脉
胫后动脉
腓动脉

（2）下肢的静脉（图为后面观）

下肢静脉主要由与动脉伴行的伴行静脉和分布在皮下的皮下静脉构成。腿后外侧的静脉网延伸出的小隐静脉到达膝盖窝注入腘静脉。腿后内侧的静脉网形成大隐静脉到达大腿内侧注入股静脉。

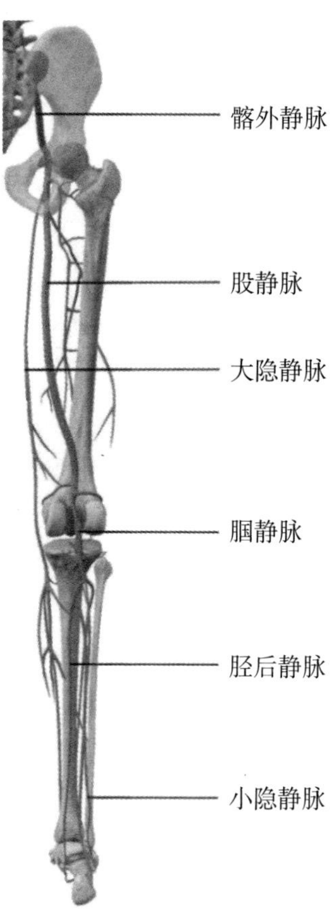

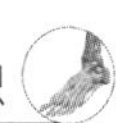

（3）下肢的神经

股神经从腰神经丛延伸出后在大腿前面支配大腿的伸肌及小腿内侧的皮肤。从骶神经丛延伸出的坐骨神经是人体最长的神经，在大腿后侧进入膝盖窝后，分支出腓总神经和胫神经。腓总神经支配小腿的伸肌群、小腿外侧和脚背的皮肤；胫神经支配小腿的屈肌群和足底的肌群、小腿后面和足底的皮肤。

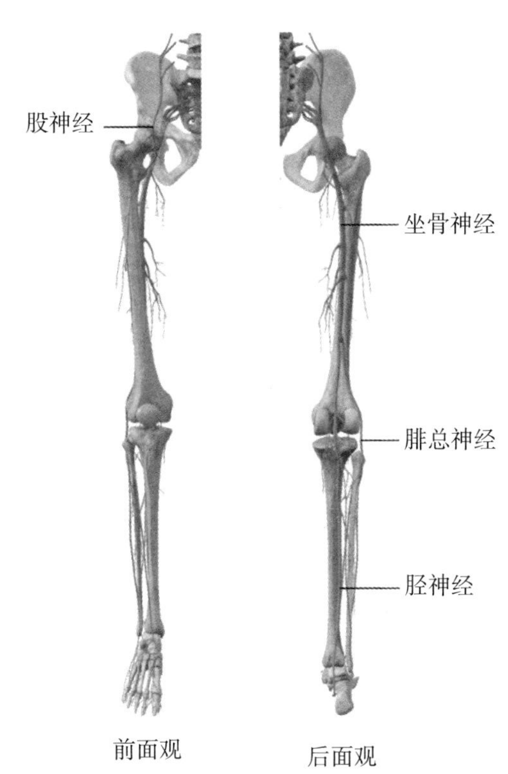

（二）足弓

6. 足弓是由什么构成的?

足弓是由跗骨与跖骨的拱形砌合，以及足部的关节、韧带、肌腱共同构成的凸向上方的弓形结构。可分为前后方向的内、外侧纵弓和内外方向的横弓。

横弓之间没有韧带联系，内、外侧纵弓的韧带结构与骨参与维持足弓的静态稳定；足的内、外在肌为足弓提供动力支持，参与维持足弓的动态稳定。

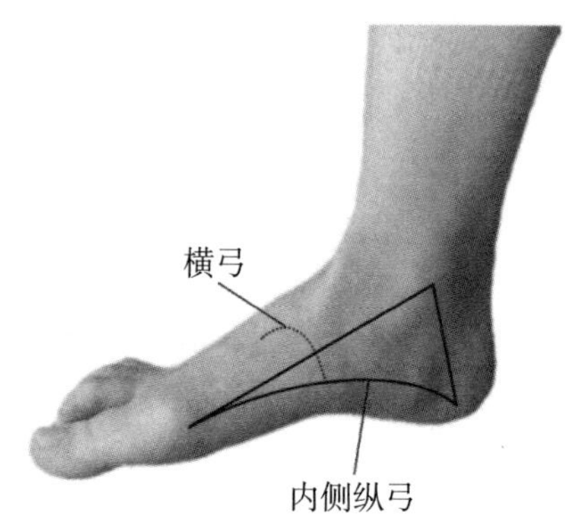

7. 足弓的解剖特点是什么?

（1）内侧纵弓：人直立的时候，在足的内侧缘，以距骨头为弓背的最高点、第 1 至第 3 跖骨小头为前支点、跟骨结节为后支点，形成弓形结构。此弓曲度大、弹性强，适于跳跃，主要负责缓冲和避震。

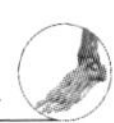

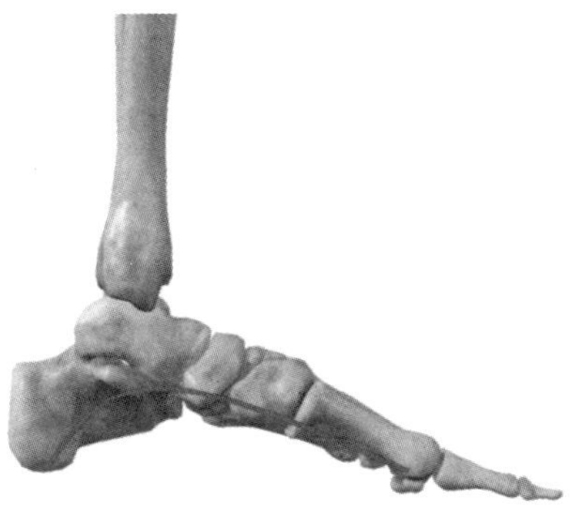

（2）外侧纵弓：在足的外侧缘，以骰骨为弓的最高点、第 4 和第 5 跖骨小头为前支点、跟骨结节的跖面为后支点形成弓形结构。此弓曲度小、弹性弱，负责支撑和重心转移。

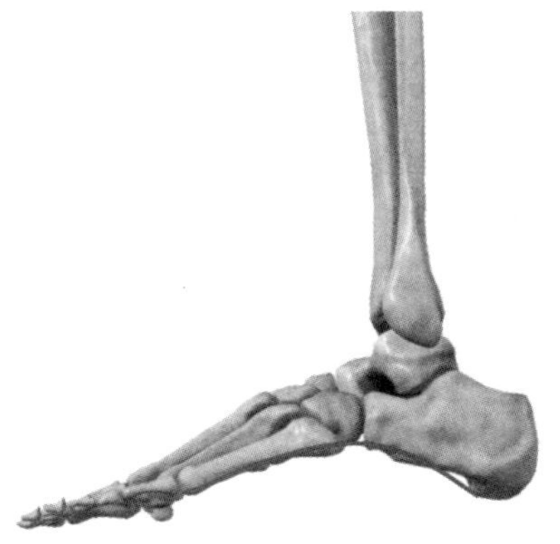

（3）横弓：由各跖骨的后部及跗骨的前部构成，以第 2 楔骨最高。

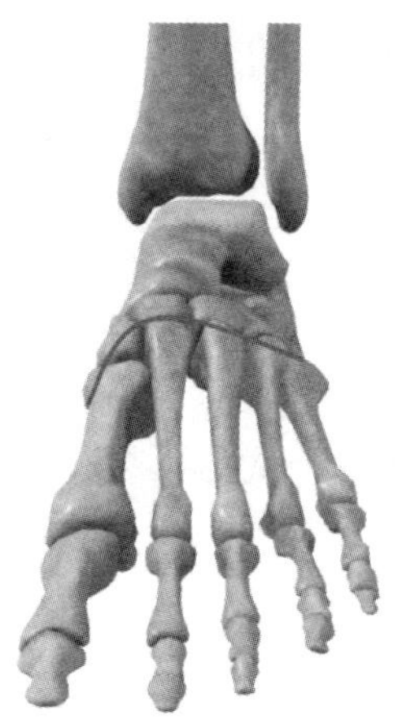

8. 足弓的生物力学特点是什么?

足弓是由骨骼、肌肉、韧带和软组织构成的复杂结构，具有以下生物力学特点。

（1）支撑重量：足弓能够承受身体的重量，通过骨骼和韧带的结构来分散压力，减少对单个骨骼的负荷。

（2）吸收冲击：足弓能够吸收地面的冲击力，减少对关节和骨骼的冲击，从而保护关节和骨骼。

（3）稳定性：足弓的结构能够提供足够的稳定性，使足部能够承受不同方向的力量，从而保持身体的平衡。

（4）弹性：足弓具有一定的弹性，能够在运动中吸收和释放能量，提高运动效率。

（5）适应性：足弓能够适应不同的运动场景和地形，通过肌肉和韧带的调节来保持足部的稳定性和灵活性。

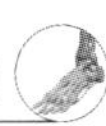

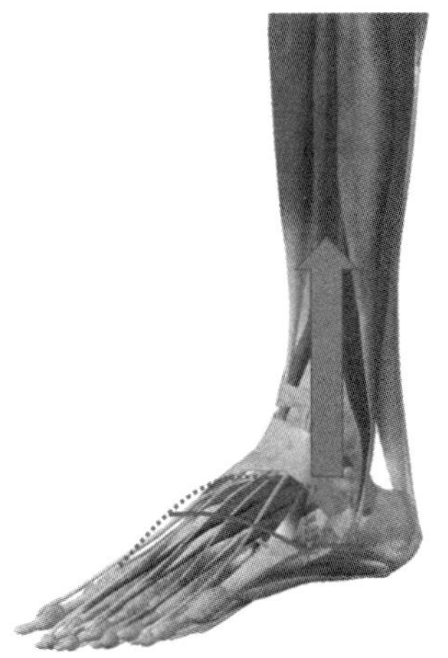

足弓力线模拟图

9. 研究足弓有什么价值?

研究足弓的价值主要体现在以下几个方面。

（1）了解足部结构和功能：足弓是足部结构的重要组成部分，研究足弓可以帮助我们更好地了解足部结构和功能，从而更好地预防和治疗足部疾病。

（2）提高运动表现：足弓的生物力学特点对运动表现有很大影响，研究足弓可以帮助运动员更好地理解和利用足弓的特点，提高运动表现。

（3）设计和改进鞋类产品：足弓对鞋类产品的设计和改进具有重要意义，研究足弓可以帮助设计师更好地理解足部结构和功能，从而设计出更符合人体工程学的鞋类产品。

（4）促进康复和治疗：足弓的生物力学特点对足部疾

病的康复和治疗有很大影响，研究足弓可以帮助医生更好地制定治疗方案，提高治疗效果。

综上所述，研究足弓具有重要的理论和实践价值，对于促进人类健康和运动表现具有重要意义。

（三）高弓足有关的基本概念

10. 什么是高弓足？

高弓足，顾名思义，足弓异常增高，是一种常见的足部畸形，也被称为凹空足或足下垂。该病的特征是：高弓、内收、内翻、马蹄（Cavus、Adduction、Varus、Equinus）。

高弓足易被人们忽略，足纵弓增高常被误认为是一种正常现象。正常足弓的柔韧性较强，可以将体重等应力均匀分布于整个足部，具有缓冲震荡和应力的作用。高足弓的足弓僵硬，行走时能提供的缓冲极小；站立时，高足弓会把体重等应力过多地集中于脚后跟或脚趾，因此久站或行走过多时容易产生足部疼痛和不适。

长期患高弓足，不仅会给患者带来一系列严重问题，还会给治疗带来很大困难。因此，高弓足不容忽视，一定要尽早检查和治疗。

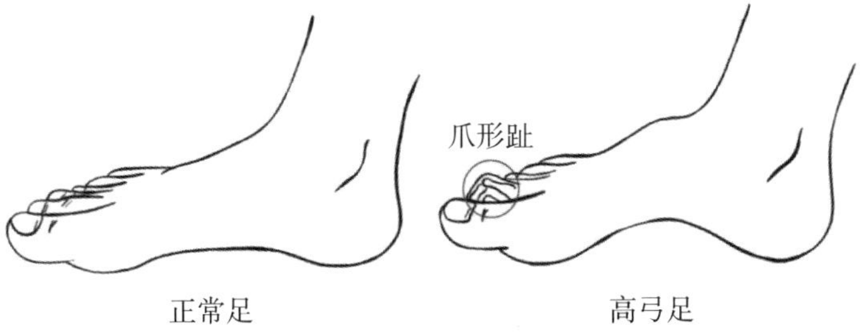

爪形趾

正常足　　高弓足

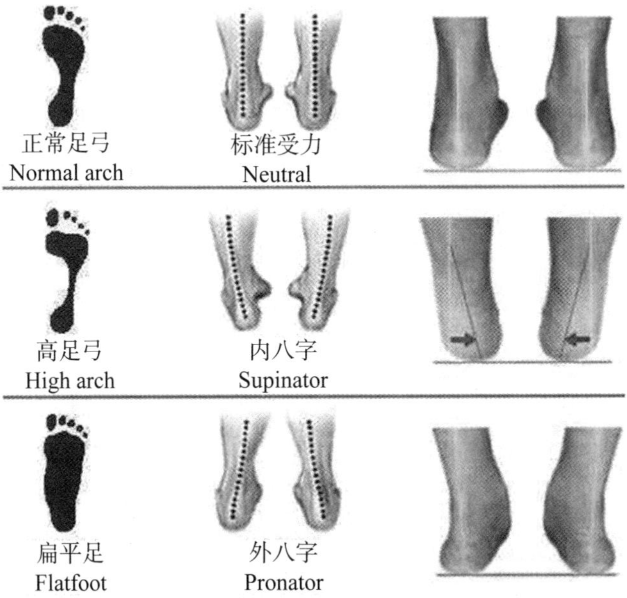

正常足弓
Normal arch

标准受力
Neutral

高足弓
High arch

内八字
Supinator

扁平足
Flatfoot

外八字
Pronator

11. 高弓足对体态有什么危害?

足踝部位是人体最大的承重部位，足踝出现问题，很容易导致身体重心不稳，人体其他部位为了保持身体稳定，必将发生一系列改变，例如：

（1）踇外翻，俗称“大脚骨”。踇外翻可能还会出现胼胝、跖痛症、踇囊炎、交叉趾及锤状趾等并发症。

（2）膝内翻，即O型腿。高弓足患者足后跟内翻，腿部力线会代偿性向外偏移，形成O型腿。

（3）骨盆后倾和腰椎平直。骨盆后倾患者在站立时骨盆内空间变大，因而内脏下垂、下腹部凸出、脂肪堆积，外观上看最明显的是驼背、O型腿、臀部又宽又垂又扁、下半身肥胖。

（4）骨盆侧倾和高低肩。高弓足患者容易引发功能性长短腿，造成脊柱侧弯和高低肩。

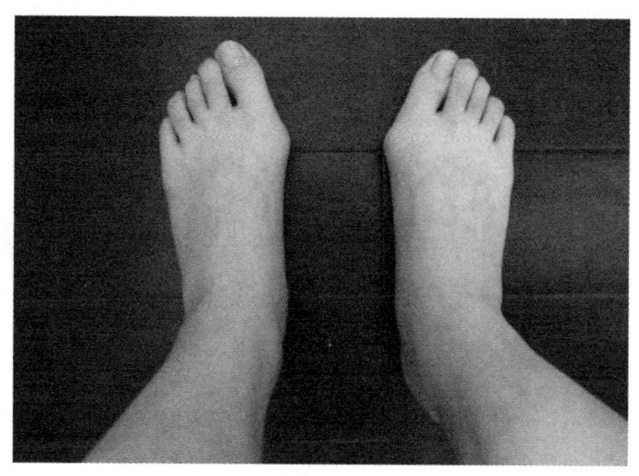

踇外翻

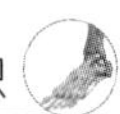

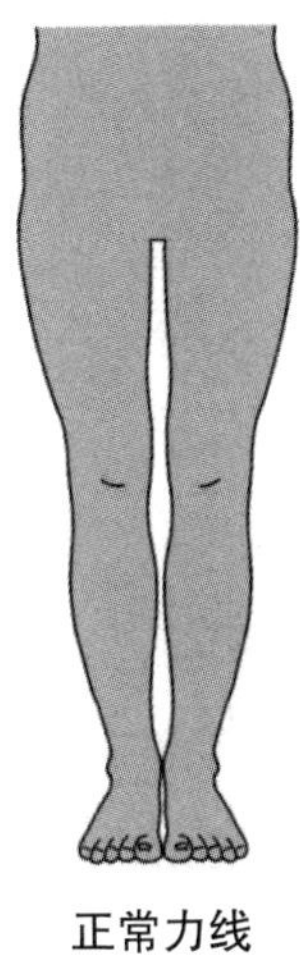
正常力线

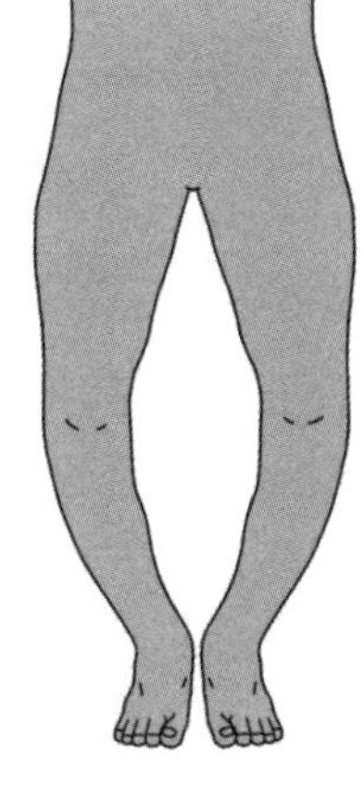
O 型腿

12. 高弓足根据发病原因是如何分类的？

高弓足根据发病原因可分为：先天性疾病、神经肌肉性疾病、获得性疾病和特发性疾病。

神经肌肉性疾病约占 80%，其中最常见的是 Charot-Marie-Tooth（CMT）病，其余包括肌肉病变（如肌肉营养不良等）、周围神经和腰骶椎病变（如脊柱裂等）、脊髓前角细胞病变（如脊髓灰质炎）、锥体束和中枢病变（如遗传性共济失调）。

因此，在治疗和预防方面要先查清病因，才能根据病因来治疗。

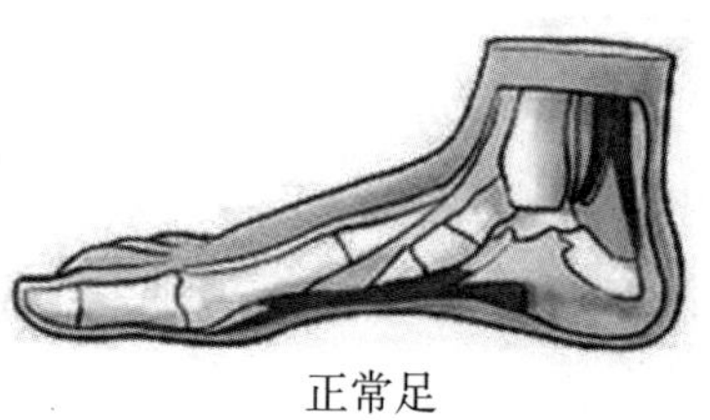
正常足

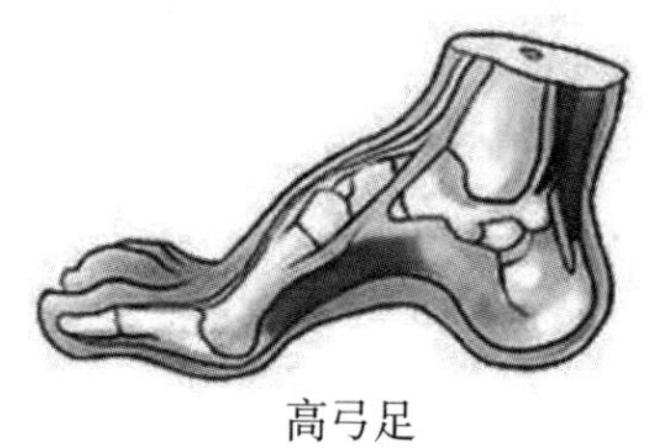
高弓足

13. 高弓足的其他分类方式有什么？

（1）根据足纵弓增高程度及是否并发其他畸形，通常分为 4 个类型：单纯型高弓足、内翻型高弓足、跟行型高弓足、跖屈型高弓足。

这 4 种类型在临床表现中大不相同，但都有一个相似点，就是患者的前足都会出现固定性跖屈畸形（跖屈：即足尖下垂，足背向小腿前面远离）。

（2）根据是否可用手法使其处于中立位分为：柔软型与僵硬型。柔软型高弓足畸形程度较轻，皮肤及肌腱松弛，较容易用手法矫正；僵硬型高弓足具有严重的足内翻、内收、畸形，跟骨较小，跟腱细而紧，而且足跖面可见皮肤褶皱，呈横形分布。

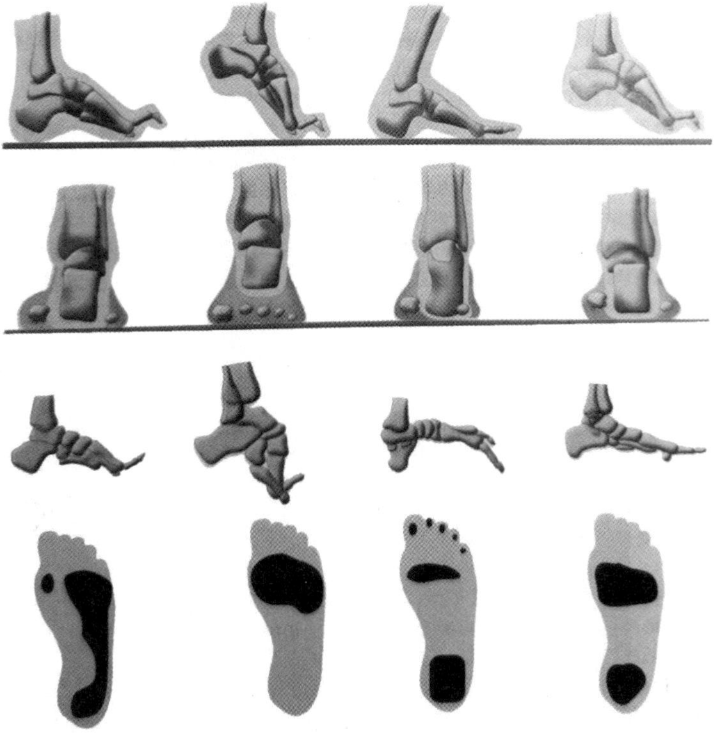

高弓内翻足　　高弓马蹄内翻足　跟骨直立型高弓足　高弓外翻足

14. 什么是单纯型高弓足？

单纯型高弓足的前足有固定性跖屈畸形、内侧纵弓一致性增高，而第 1 和第 5 跖骨均匀负重、足跟仍保持中立位或仅有轻度外翻。

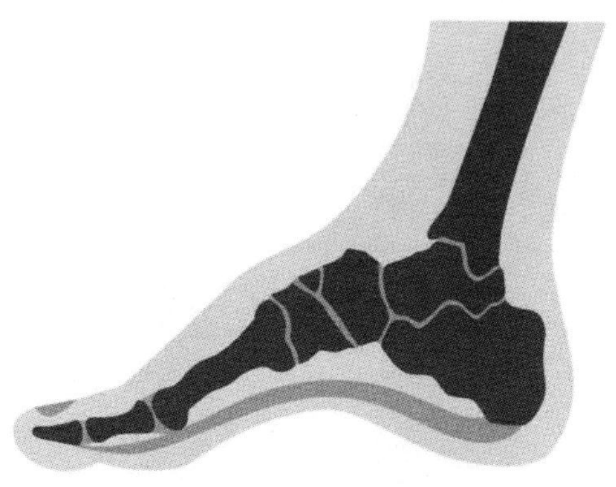

15. 什么是内翻型高弓足？

内翻型高弓足只有第 1 和第 2 跖骨跖屈畸形，造成足内侧纵弓增高而外侧纵弓仍正常的症状。

此型患者在不负重时，第 1 跖骨因固定性下垂不能被动上抬至中立位，第 5 跖骨却很容易被抬高至中立位；在站立和行走时，第 1 跖骨所承受的压力明显增加，为减轻第 1 跖骨的压力，患者往往采取足内翻姿势负重。早期患者后足跟往往正常，病情并不严重，但若不及时治疗，长期的足内翻姿势可能会导致后足固定性内翻畸形，并且多伴有爪形趾、第 1 跖骨向足底突出、足底负重区软组织增厚、胼胝形成和疼痛等。

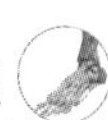

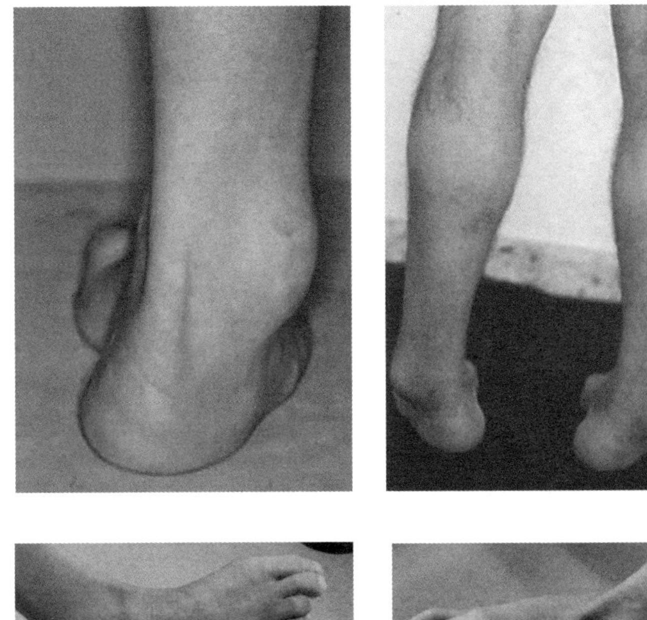

16. 什么是跟行型高弓足?

跟行型高弓足，又称仰趾高弓足，主要由小腿三头肌麻痹导致，常见于脊髓灰质炎、脊膜脊髓膨出等患者。跟行型高弓足特点为跟骨上抬和前足固定在跖屈位。这意味着患者在行走时，足跟不能正常平放在地面上，而是处于一种抬高的状态，同时前足的脚趾部分向下弯曲，影响患者正常的站立和行走功能。

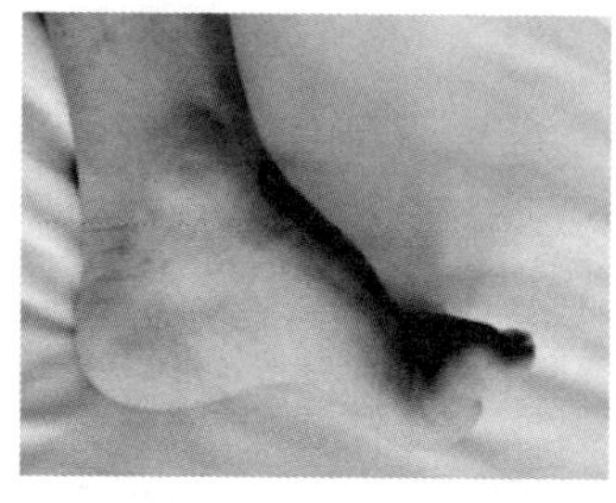

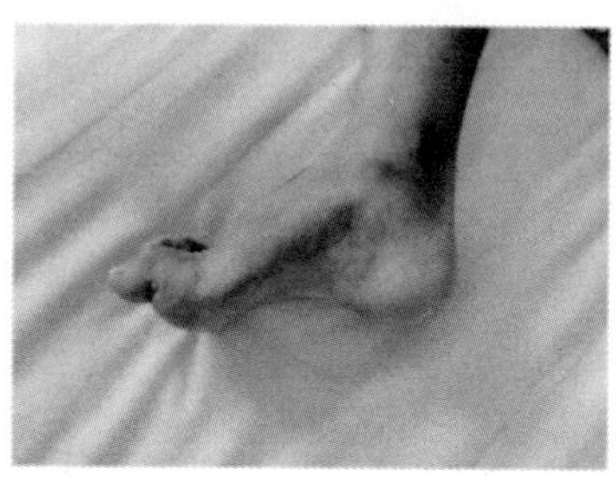

17. 什么是跖屈型高弓足？

跖屈型高弓足通常继发于先天性马蹄内翻高弓足（CCF）手术治疗之后。跖屈型高弓足除前足有固定性跖屈畸形外，患者的后足及踝关节也会出现明显的跖屈畸形。

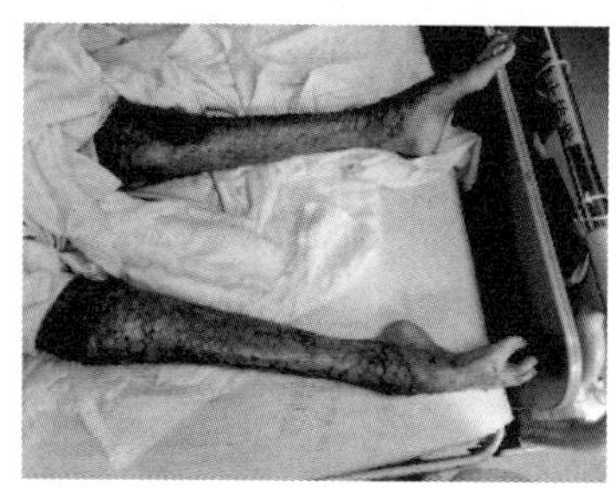

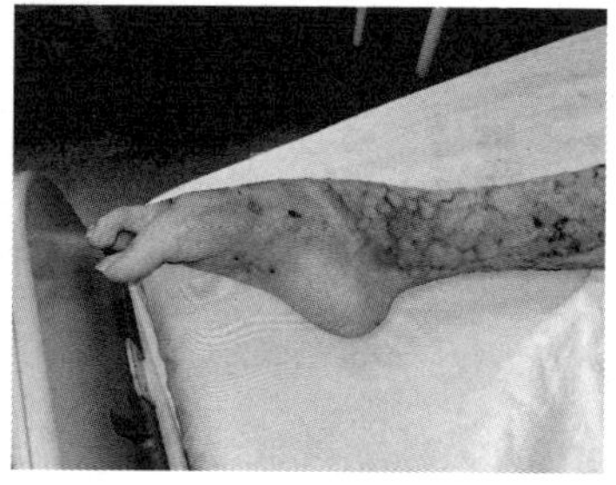

18. 什么是先天性马蹄内翻高弓足？

先天性马蹄内翻高弓足，也称为爪形足，是儿童中常见的一种先天性足部畸形，常由遗传因素引起。这种畸形在婴儿出生后即可被观察到，使得诊断过程相对简单，因此很少有因疏忽而漏诊的情况。及时治疗通常可以获得良好的效果，

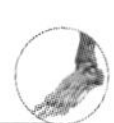

但由于存在复发的风险，患儿需要接受定期随访，至少随访至患儿14岁骨骼成熟时。患儿骨骼成熟后，仍需持续监测，以防畸形复发，确保患儿能够获得持续的医疗关注和适当的治疗。

不同人群的发病率有很大差异，全世界人群发病率约为1%，男女比例约为（2～2.5）：1。该病可单侧或双侧畸形，在单侧畸形中大部分为右足；临床上主要表现为前足内收、跟骨内翻、踝关节下垂、胫骨内旋。

先天性马蹄内翻高弓足的发病原因尚不清楚，但常有家族发病史，故与遗传因素密切相关，相关异常基因如：*Hox*基因、*PITX1*基因、*NAT2*基因、*DTDST*基因等；*DTDST*基因（骨畸形发育不良硫酸盐转移因子）突变将引起儿童软骨发育不全。

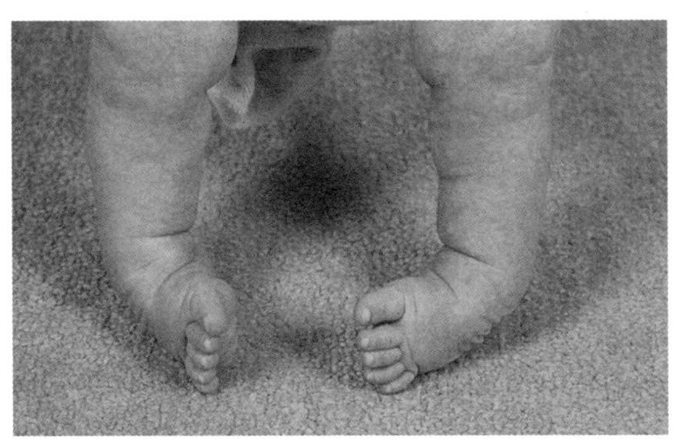

19. 什么是特发性马蹄高弓足?

特发性马蹄高弓足是一种病因不明确的足部畸形。对于其病因有诸多学说，包括遗传基因学说、组织学异常学说、血管异常学说及胚胎发育异常学说等。目前，广泛被学者接受的观点是多因素造成的胚胎发育异常，即遗传背景和足踝胚胎发育阶段环境与地域因素综合作用所致。

20. 什么是 CMT 病?

CMT 病是最常见的遗传性神经系统疾病之一，1886 年由 3 名医生的名字命名，包括两位法国神经科医生（Jean-Martin Charcot、Pierre Marie）和一位英国学者（Howard Henry Tooth）。

CMT 病不是单一的疾病，而是一种具有多种原因和遗传模式的综合征，是周围神经的进行性疾病，导致腿、脚、胳膊和手的正常功能和感觉丧失。该病主要影响除大脑和脊髓外的周围运动及感觉神经，其显著特点是对称性、缓慢进行性的四肢周围神经髓鞘脱失和轴索变性，造成肢体远端肌肉的萎缩和无力，呈“鹤腿样”或倒置的啤酒瓶，且部分伴有感觉缺失。临床发现此病不仅累及腓骨肌，还累及上肢肌肉和足部内在肌等。该病虽然通常不会致命，但对某些人来说可能会严重致残。

全球超过 280 万人受 CMT 病影响，目前国内尚没有该病的流行病学资料，因而 CMT 病作为罕见病给外科治疗带来极大挑战，目前没有治愈方法。1978 年以来我国陆续使

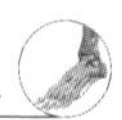

用“腓肌萎缩症”“腓骨肌萎缩”“遗传性运动感觉性周围神经病”等命名该病，2018 年 5 月国家卫生健康委员会等五部门联合制定了《第一批罕见病目录》，其公布的 121 种罕见病中包括该病，使用“腓骨肌萎缩症(Charcot-Marie-Tooth disease)”命名该病。

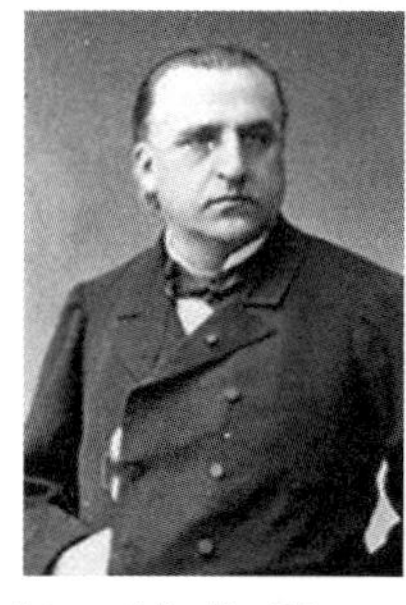
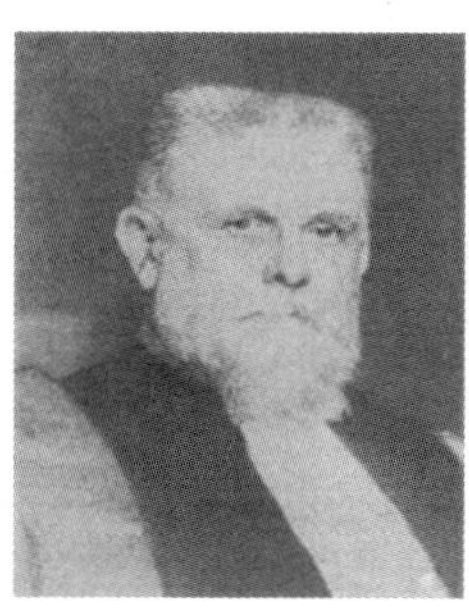
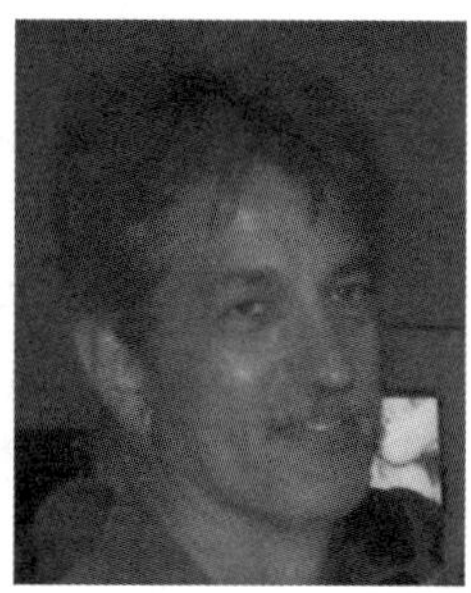

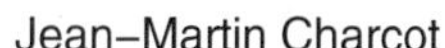
Jean–Martin Charcot   Pierre Marie   Howard Henry Tooth

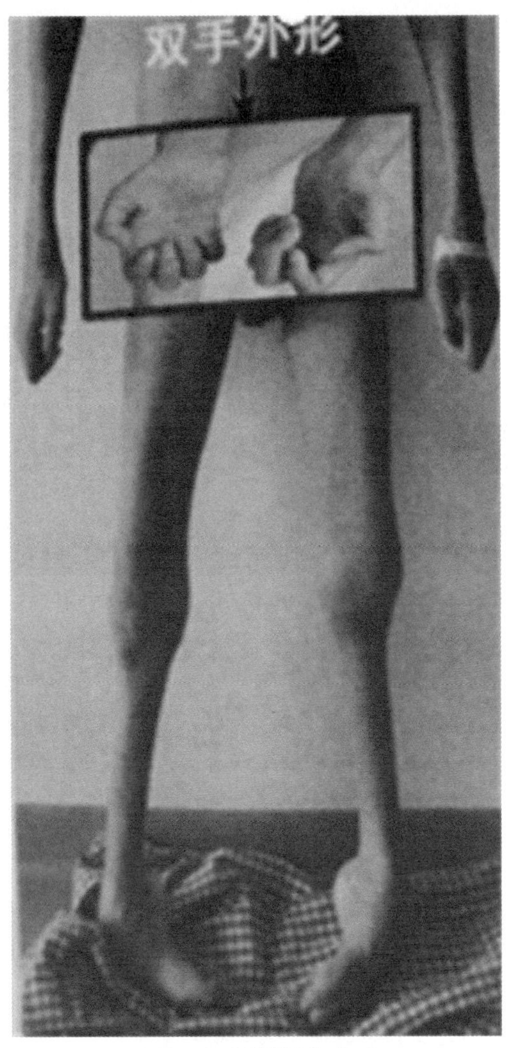

CMT 病“鹤腿样”表现

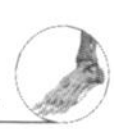

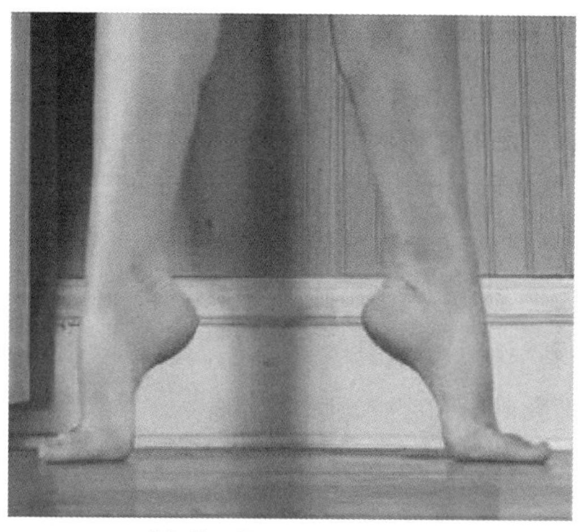

“芭蕾足”（“马蹄足”）

21. 什么是创伤性马蹄高弓足？

创伤性马蹄高弓足即获得性马蹄高弓足，系后天因素造成，大部分由骨筋膜室综合征后遗症引起，还包括由下肢挤压伤、下肢挫伤、烧伤、足踝部骨折引起的畸形愈合。

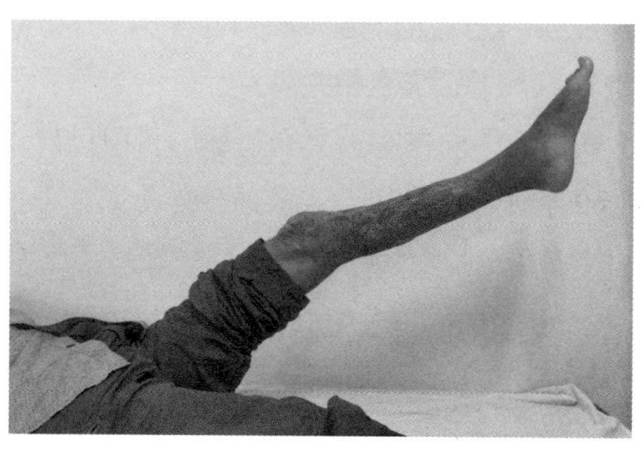

（四）高弓足的发病机制

22. 高弓足的发病机制是什么?

高弓足的病理生理机制，至今仍存在争议。目前普遍被认同的解释是："这种畸形是小腿及足踝部关节周围肌力不平衡导致的，既包括足的内在肌也包括足的外在肌。"

肌力不平衡主要原因是：

（1）胫前肌和腓骨短肌肌力减弱，导致足背和小腿力量不足，小腿及足部下垂；

（2）胫后肌和腓骨长肌挛缩，导致小腿内侧和后方肌肉紧张，最终造成第 1 跖骨跖屈和后足内翻；

（3）足踝部位长期内外翻肌力不平衡，踝关节、距下关节外侧韧带、关节囊松弛，容易造成踝关节不稳定；

（4）长期踝关节不稳定，继而内踝关节面磨损、外侧韧带松弛甚至断裂，软组织挛缩，负重力线异常，最终骨性结构改变，踝关节、距舟关节、跟骰关节、跖跗关节发生脱位和半脱位，形成严重的不可逆畸形。

23.CMT 病和基因突变相关吗?

CMT 病由遗传性单基因突变造成，目前已发现的致病基因多达 60 余种，且遗传形式多种多样，如常染色体显性遗传、常染色体隐性遗传、X 连锁显性遗传、X 连锁隐性遗传等。

随着分子生物学技术快速发展，研究人员通过基因检测

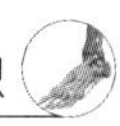

发现，引起 CMT 病的基因缺陷种类很多，具有不同亚型。因此，临床上为诊断 CMT 病，基因确诊可能需要筛查几十种基因，难度非常大；CMT 病中比较常见的 1A 型主要是 *PMP22*（*Peripheral Myelin Protein 22*）基因重复或突变所致，其他类型的基因检测仍是空白。当然，随着分子生物学、基因技术的飞速发展，这些疾病的检测和治疗都会不断进步，可以对此保持关注。

24. 烧伤后为什么会出现马蹄高弓足畸形？

烧伤后导致的马蹄高弓足畸形，又称为瘢痕性足下垂。足部皮肤烧伤后敷料包扎方法不当、踝关节没有制动于功能位和踝关节缺乏功能锻炼导致肌肉出现失用性萎缩，最终使足与踝周围组织挛缩、关节僵硬，逐渐形成马蹄高弓足畸形。

烧伤后导致的高弓足畸形治疗非常困难，有时疗效不佳。因此，在烧伤后的早期应给予足部恢复足够的重视。医生在尽早修复创面的同时长期将踝关节固定于功能位；患者也需主动进行踝关节的伸屈活动且运动强度由小到大，目的是软化局部瘢痕，恢复肌力、耐力和关节的灵活性，避免关节挛缩，防止畸形的发生。若患者无自主功能锻炼的能力或无法实施功能康复时，医生长期将关节固定于功能位，即使造成后期的关节僵硬也会减少对负重行走功能的影响。

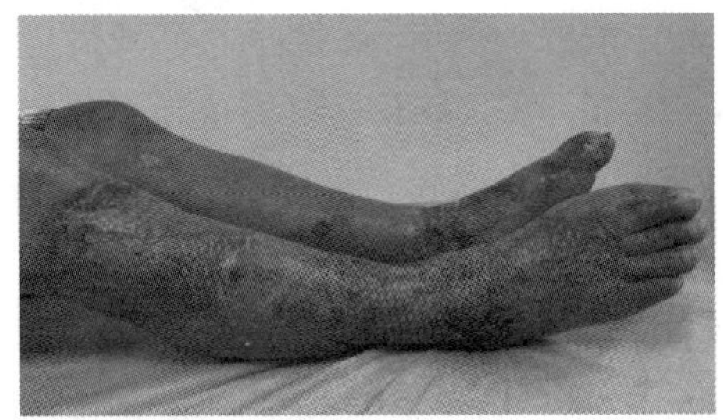

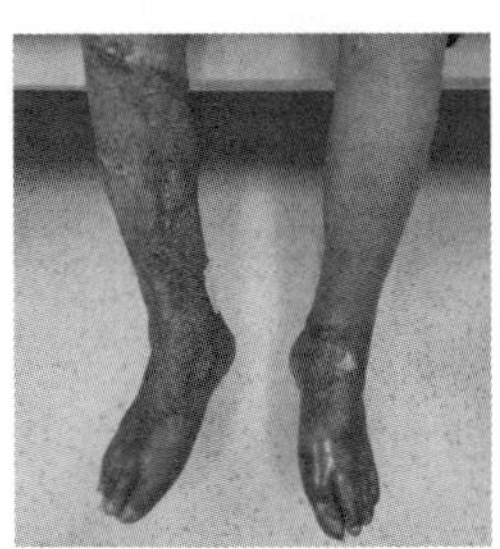

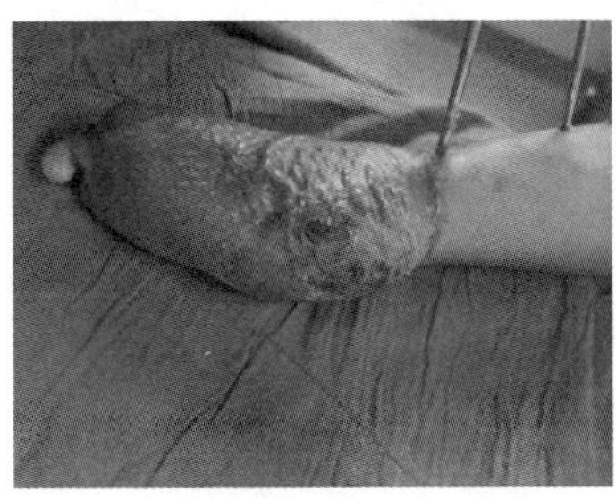

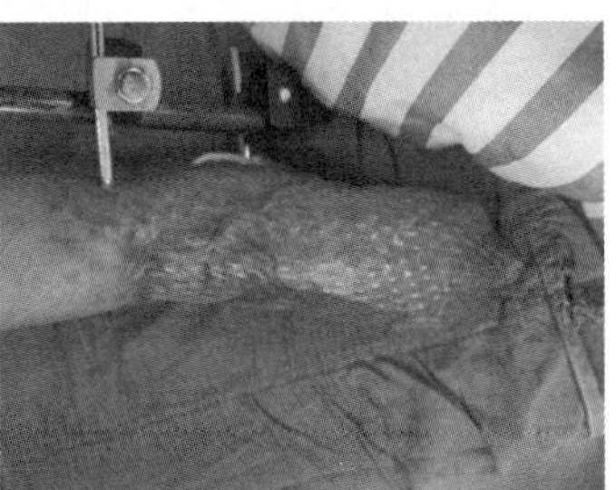

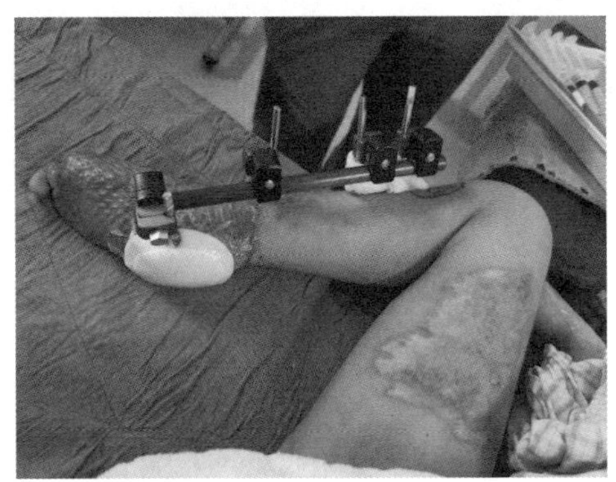

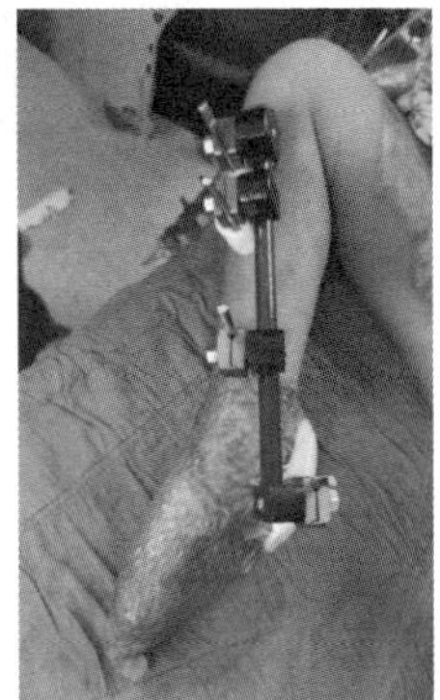

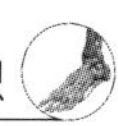

25. 腓总神经损伤为什么会导致马蹄高弓足?

腓总神经由腰 4、腰 5 脊神经和骶 1、骶 2 脊神经前支的纤维组成，在大腿下 1/3 处自坐骨神经分出，沿股二头肌内侧走向外下，绕腓骨颈外侧向前，穿腓骨长肌分为腓浅神经和腓深神经。腓总神经在腓骨颈处位置表浅，与骨膜紧贴，并且周围软组织少，因此当腓骨颈骨折或使用外固定器材不当时会压迫腓总神经，腓浅神经和腓深神经也会因外伤切割或牵拉受损，导致其支配的小腿伸肌瘫痪，踝关节不能背伸及外翻、足趾不能背伸、小腿外侧及足背皮肤感觉减退或缺失。患者早期踝关节柔软，可被动背伸；若长时间得不到治疗，小腿及踝关节周围组织就会挛缩，踝关节背伸受限，成为僵硬性马蹄高弓足。

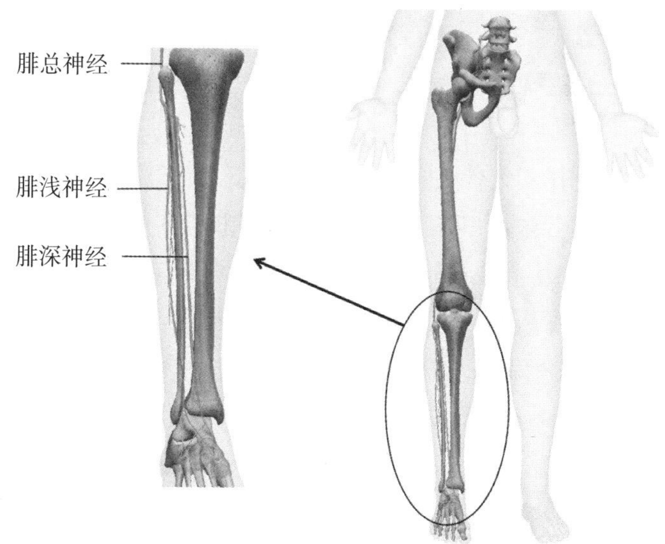

26. 腓总神经常见损伤原因有哪些？

腓总神经损伤是一种常见的骨科疾病，很容易引发足下垂、小腿麻痹及皮肤感觉消退等不适表现，那么导致腓总神经损伤的常见病因有哪些呢？

（1）外伤

撞击、跌倒、车祸、火器伤等外伤因素都可造成腓骨小头或腓骨颈骨折，引起腓总神经损伤；腓骨小头后脱位或神经受到牵拉、挤压、电击，也易导致腓总神经损伤；锐器伤可直接导致腓总神经断裂；冷冻、放射性损伤可导致神经纤维水肿，髓鞘破坏，形成慢性迟发性神经损伤。

（2）局部受压

医源性因素，如小腿骨折后石膏固定太紧，或因其他非医源性因素造成腓总神经长时间遭受腓骨小头或腓骨颈压迫时，腓总神经损伤的病发率将会提高，从而产生足下垂及麻痹等不适表现。

27. 创伤后为什么会出现马蹄高弓足？

创伤导致的马蹄高弓足是开放性骨折合并软组织缺损等造成的，多发生在严重的骨关节骨折整复不良所导致的关节面不平或骨折成角力线不正的情况下；因关节面长期不在正常的位置负重摩擦，继而出现创伤性关节炎，患者因疼痛、强迫性跖屈踝关节而未防止小腿三头肌挛缩，日久发生继发性马蹄足畸形。同时，治疗软组织缺失、下肢骨折等症状时，忽略了预防软组织挛缩、术后固定过紧、固定时间过长等因

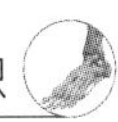

素，造成下肢骨筋膜室综合征的产生，导致相应组织，如肌肉、肌腱等出现缺氧、缺血等症状，甚至出现恶性循环，软组织进行性变性坏死，人体足部原有功能和组织结构得不到保留，小腿肌群功能丧失，因此形成马蹄高弓足。

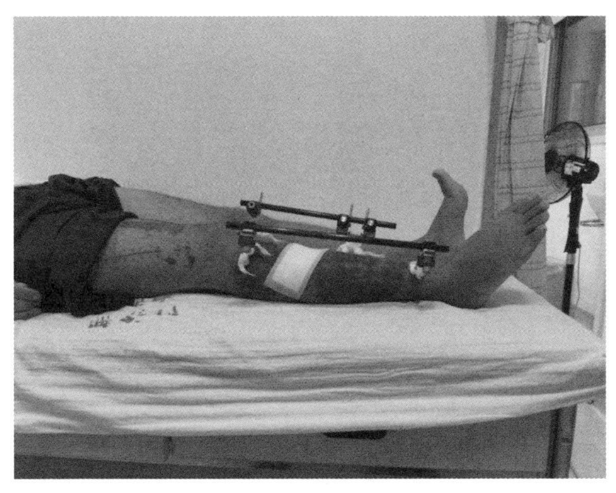

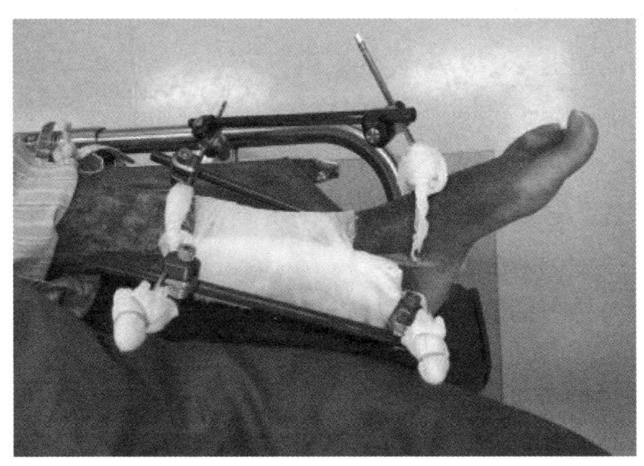

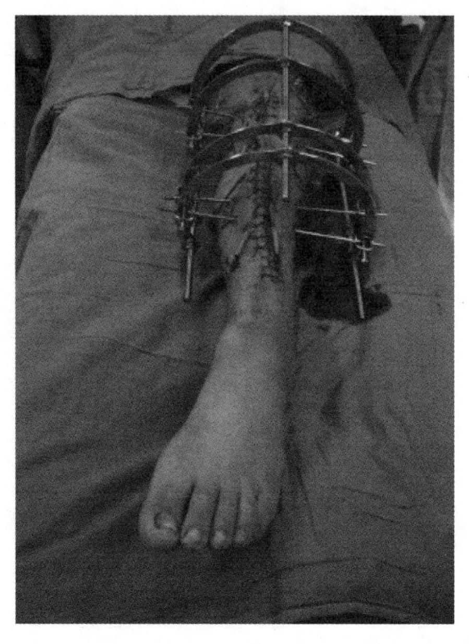

28. 脑卒中后为什么会出现马蹄高弓足?

脑卒中俗称“脑中风”，是由脑部血管病变造成血液循环障碍而引起的。在全球范围内，脑卒中的发病率、致残率逐年增加，是成年人死亡的第二大原因，也是导致残疾的第三位原因，严重危害中老年人的生命健康。脑卒中患者中将近 1/5 的患者存在足下垂现象，约 2/3 的患者表现出较差的步行能力，其中又有约 72% 的患者存在严重的下肢运动功能障碍。

脑和脊髓是人体的中枢神经系统，是“司令部”，可以调节人的运动能力。脑卒中患者中枢神经系统受损，神经肌

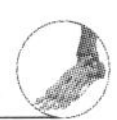

肉通道异常，因而调节四肢运动能力减弱，造成患肢小腿肌无力或痉挛，进而足下垂形成马蹄高弓足。患者的足部不能完全稳定地接触地面，行走时极易发生踝关节损伤，再加上中风因素可能会跌倒死亡。

独立行走是影响患者生活质量的重要因素，因此探究如何改善脑卒中患者足下垂康复是医疗从业者的重要任务。

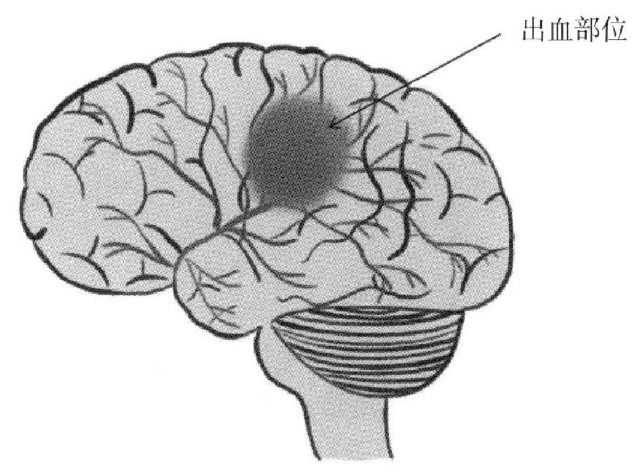

29. 腰椎退行性疾病为什么会导致马蹄高弓足?

我们人体四肢肌肉受到周围神经的支配，其来源于从脊髓发出的神经根。腰椎退行性病变主要包括腰椎间盘突出症（LDH）和腰椎管狭窄症（LSS），二者均可压迫支配下肢肌肉的神经根，长期的压迫造成神经根麻痹、变性坏死和炎症，下肢肌肉得不到神经的营养和支配作用而出现瘫痪等严重症状。小腿肌和足部肌肉麻痹将导致足下垂，即马蹄高弓足的发生。临床上我们把腰椎间盘突出症伴足下垂称作足下垂型腰椎间盘突出症。

大部分腰椎退行性病变常常腰痛、髋部疼痛、腰部活动受限，但不会太严重；少部分严重的腰椎退行性病变患者可出现下肢无力或间歇性跛行。因此，早发现早治疗是避免马蹄高弓足的好方法。

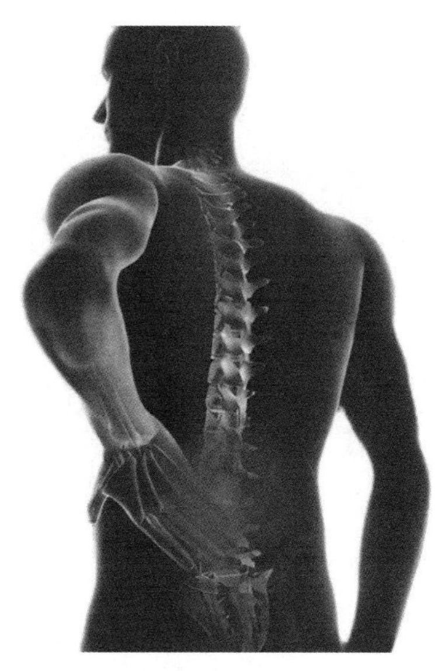

30. 类风湿关节炎为什么会导致马蹄高弓足?

类风湿关节炎是一种慢性全身性炎症性疾病，属于自身免疫炎性疾病，通俗点说是人体的免疫系统把自身关节作为入侵对象进行“打击”。该病好发于手、腕、足等小关节，

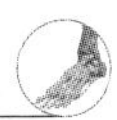

也发生于膝盖、臀部和肩关节，患者易出现疲劳、发热和体重下降等症状；除关节受累外，还会产生关节外损害，如心脏、肺、肾脏及神经系统等，是一种真正的全身性疾病。

类风湿关节炎合并周围神经病并不多，主要与疾病进展有关，可单发或多发，下肢的神经病变多见于坐骨神经及股外侧皮神经等。免疫复合物和致炎因子引起的血管炎及神经受压若累及腓总神经，可能会使足趾不能背伸，导致不同程度的足下垂，形成马蹄高弓足。

31. 高弓足常合并的畸形有哪些?

高弓足常合并其他一个或多个复合畸形，包括爪形趾、前足的旋转内收、中足的跖屈、背侧骨性隆起、后足的内翻或轻度外翻等。

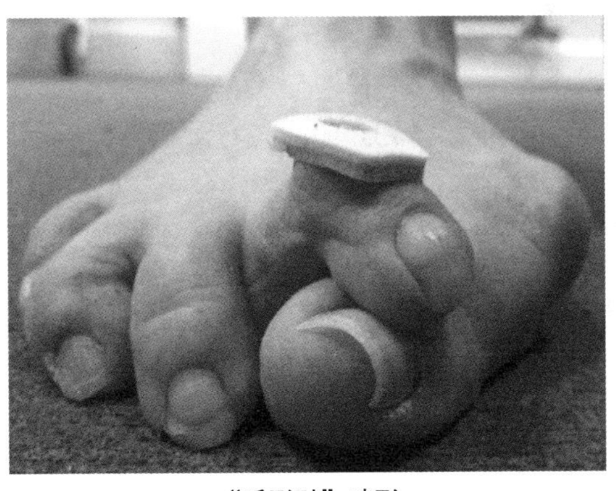

“爪形趾”畸形

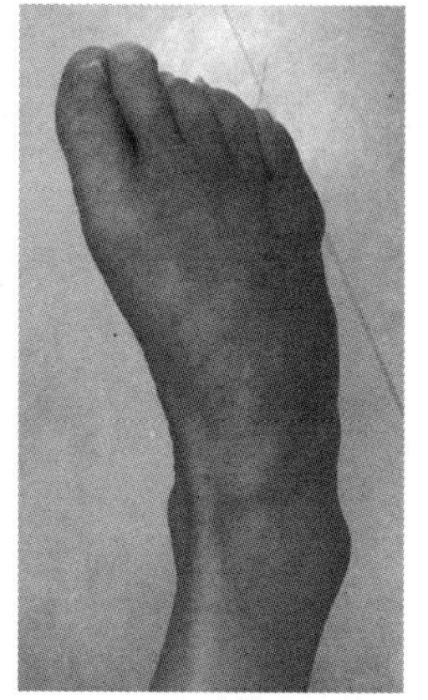

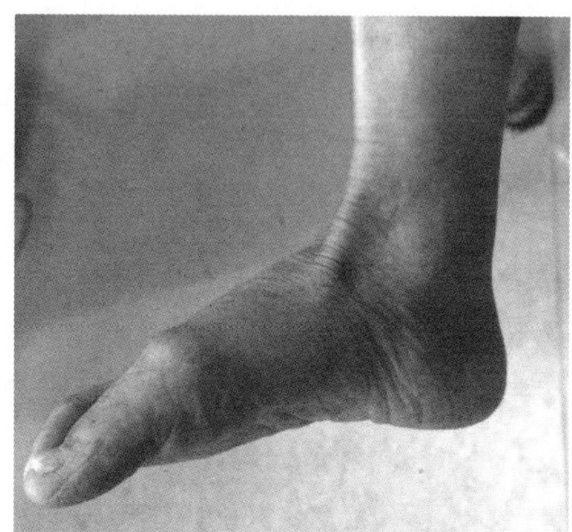

前足旋转内收

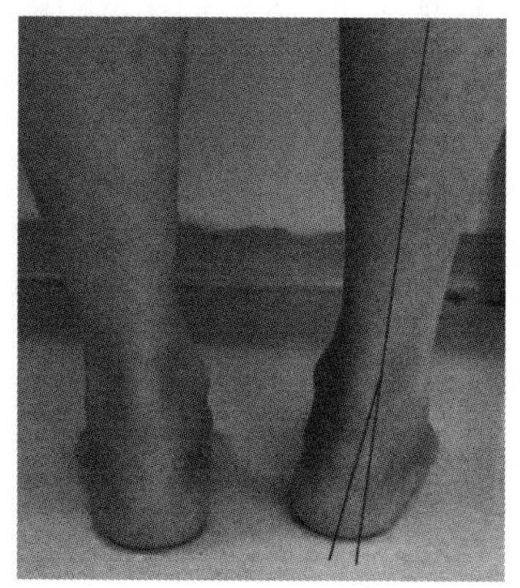

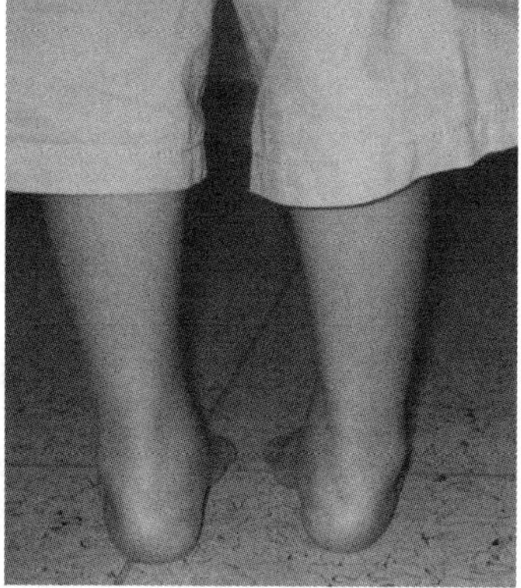

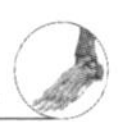

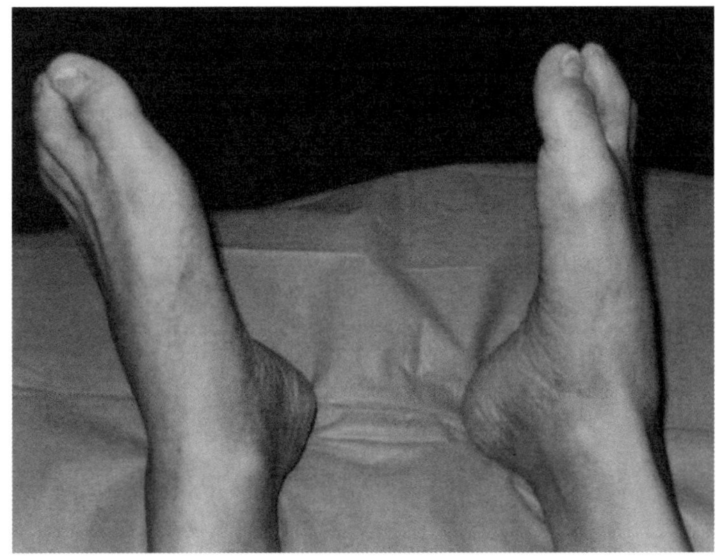

后足内翻

（五）高弓足的流行病学特点及有关分型

32. 先天性马蹄内翻高弓足的流行病学特点是什么？

先天性马蹄内翻高弓足是常见的出生缺陷，具有显著的城乡、地区和性别差异。全球范围内活产儿的发病率介于1/1000～3/1000，而在中国，这一数字降至0.3/1000。在所有先天性马蹄内翻高弓足患者中，大约有45%的病例是双侧发病，即两只脚都受到影响，且双侧发病在男性中更为常见。家族史与患病风险增加有关，在有病史的家族中亲兄弟姐妹的发病率是普通人群的 30 倍，单卵双生儿患病风险增加 32.5%，双卵双生儿增加 2.9%。新疆喀什地区维吾尔族的发病率显著高于汉族。

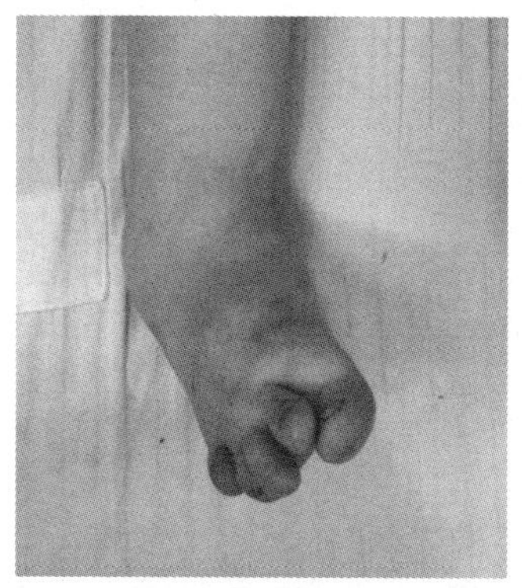

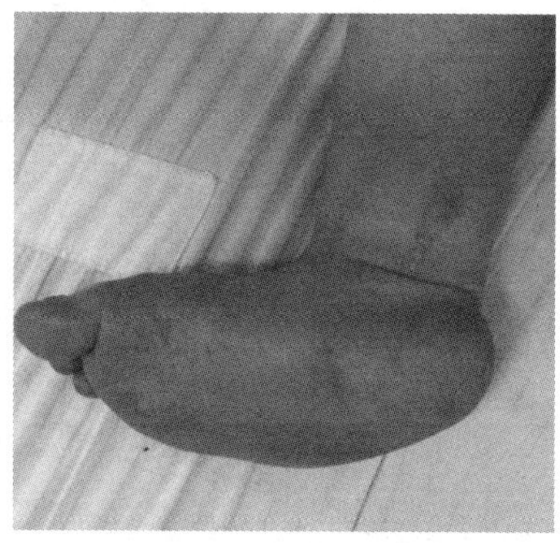

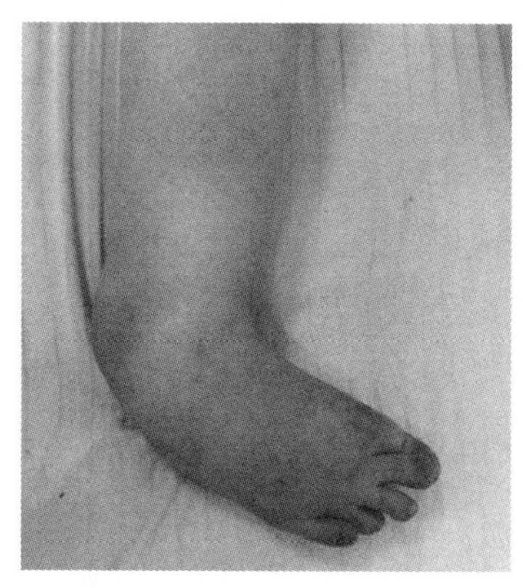

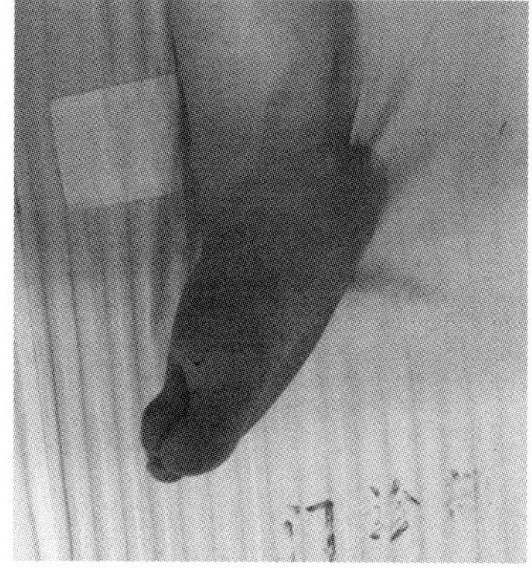

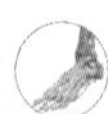

33. 先天性马蹄内翻高弓足的分型是什么?

先天性马蹄内翻高弓足根据柔韧性一般分为僵硬型和松软型。

（1）僵硬型：是一种常见的严重遗传畸形，也称内因型。临床上可以看到跟骨后端上翘藏于胫骨下端后侧，足跟似乎变小，好似无足跟，足与小腿整体上像棒形，称为棒形足。

（2）松软型：常为宫内位置异常所致，足畸形较轻，足跟大小接近正常，踝及足背外侧有轻度皮肤皱褶，小腿肌肉萎缩变细不明显。其最大特点是容易被矫正以达到或接近中立位，疗效易巩固，不易复发，预后好。

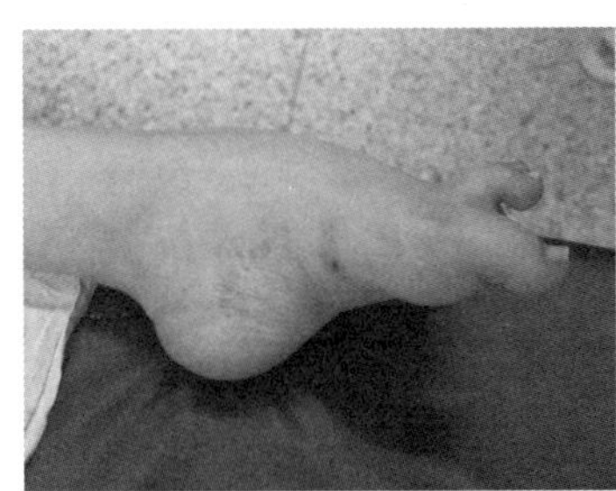
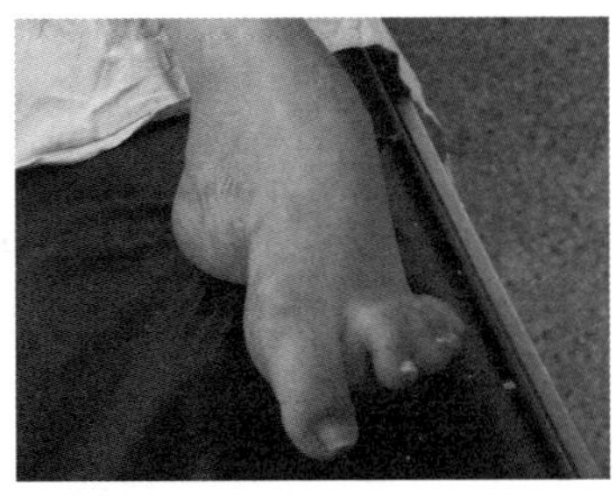

僵硬型先天性马蹄内翻高弓足

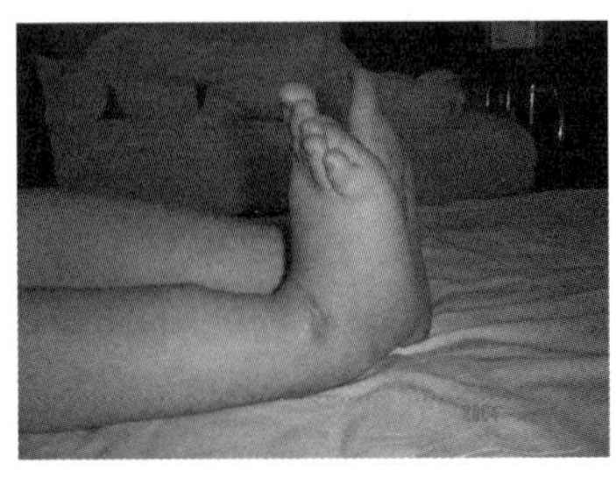
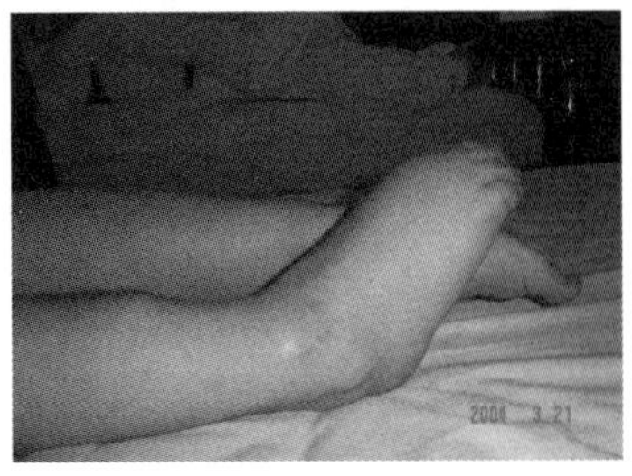

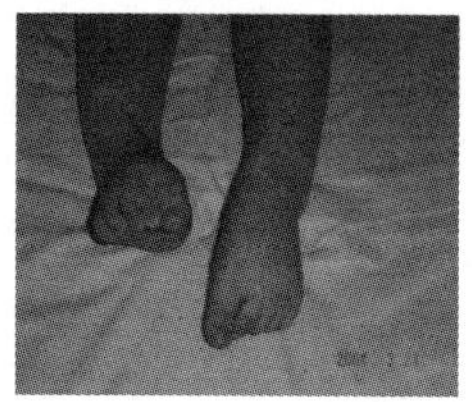
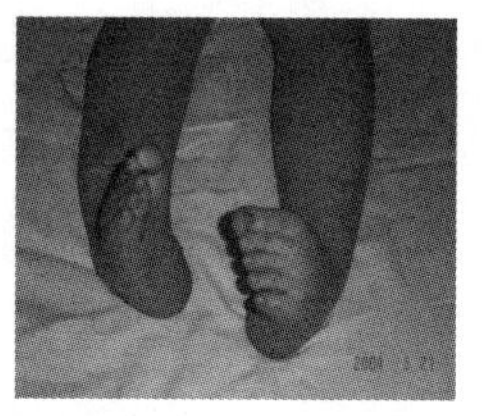
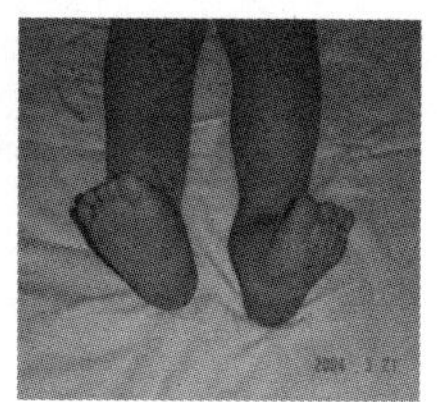

松软型先天性马蹄内翻高弓足

34. CMT 病的高发年龄是多少？

CMT 病从儿童早期至成年晚期任何时间都可能发生，通常在青春期或成年早期开始变得明显，严重程度与年龄关系不大，即使在同一家庭的成员中也是如此。

症状轻微者可能并不会意识到自己患有 CMT 病，但大多数人确实有适度的身体残疾，小部分患者有严重的肌力减弱或其他问题，极少数情况下这些问题危及生命。临床发现大多数受影响的个体中，CMT 病并不会影响预期寿命。

35. CMT 病的分型是什么？

根据神经电生理特征，CMT 病主要分为脱髓鞘型（CMT1）和轴突型（CMT2）；根据发病时间和特点，CMT 病分为多个亚型。

CMT1 型是 CMT 病中最常见的亚型，约占 CMT 病总数的 50%，为常染色体显性遗传，起病较早，多于儿童晚期或青春期发病；高弓足的发病率在儿童中为 20%，而青壮年发病率可达 67%。

CMT2 型占 CMT 病的 20% ～ 40%，为常染色体显性遗

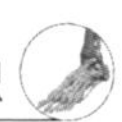

传，发病晚，常于20岁以后发病，病情进展缓慢，症状较轻，多限于下肢。

CMT3型又称Dejerine-Sottas综合征（DSS），被认为是CMT1型的变异型。此型临床罕见，多呈常染色体隐性遗传，常在婴儿期发病。患儿发育迟缓，2～4岁才会走路，不能跑跳，腱反射消失，肢体远端感觉缺失，可伴弓形足和脊柱畸形。

CMT4型又称Refsum病，临床较少见，呈常染色体隐性遗传。多于婴儿期发病，通常症状更重，可伴有声带麻痹、锥体束征等其他神经系统体征。

此外还有CMT5、CMT6、CMT7和CMT-X等临床变异类型。CMT6型为CMT病伴视神经萎缩；CMT7型为CMT病伴视网膜色素变性；CMT-X型是指具有X连锁显性或隐性遗传方式的CMT病，男性多见。

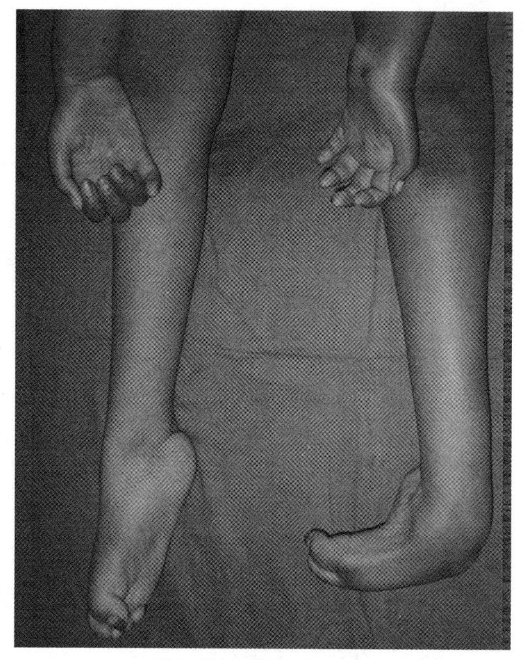

CMT4 型高弓足畸形与“猿手”畸形

36. 腰椎退行性疾病导致足下垂的流行病学特点是什么?

腰椎间盘突出症患者的足下垂发生率较高，年龄多在30～60岁，男性患者比女性患者更常见；腰椎管狭窄症的住院患者虽会出现严重的足下垂但并不常见，大多数患者年龄在50岁以上，男性和女性足下垂患者出现概率相同。

二、高弓足的临床表现

37. 高弓足临床表现有什么?

高弓足典型的临床表现有足弓增高、足部胼胝、疼痛、肌力减弱、踝关节不稳、足部疤痕、跟腱挛缩、爪形趾畸形、跟骨内翻、常失足跌倒等。患者站立时足底与地面接触面积小，后跟或前足不能着地，足内侧向上翘起，足印异常，但轻度患者站立负重时畸形可减轻或消失，足印呈正常形态；行走时，单足畸形呈“跛行”步态，双足畸形呈“鸭子步”。

高弓足继续发展可导致肌肉萎缩、上升性腱反射消失、畸形与疼痛加重、步态不稳、骨骼畸形等。

高弓足的足印异常，如下图所示：

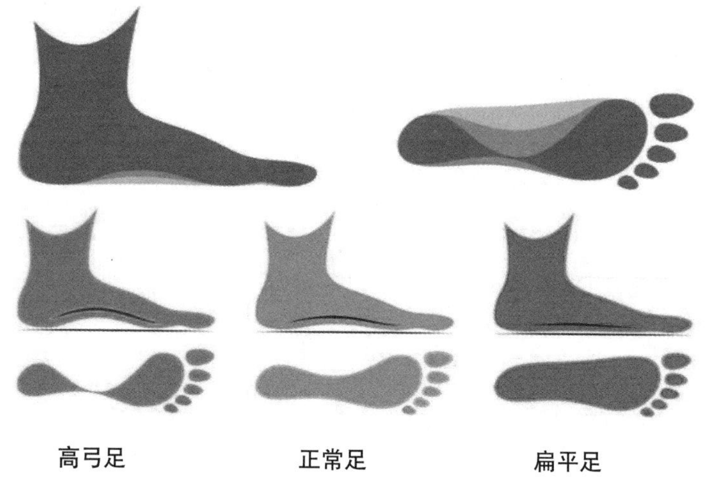

38. 高弓足患者足底为什么出现胼胝？

胼胝俗称“老茧”，是皮肤对长期机械性摩擦的一种反射性保护反应。高弓足患者站立或行走时常因脚底板不能着地，靠脚的外侧走路，脚外侧皮肤长期受压迫和摩擦，引起皮肤局部扁平、角质增生，一般不影响健康和劳动。胼胝生长不明显时，没有较强烈的不适感，只有在胼胝长得太厚或引起明显疼痛时才需要想办法治疗。

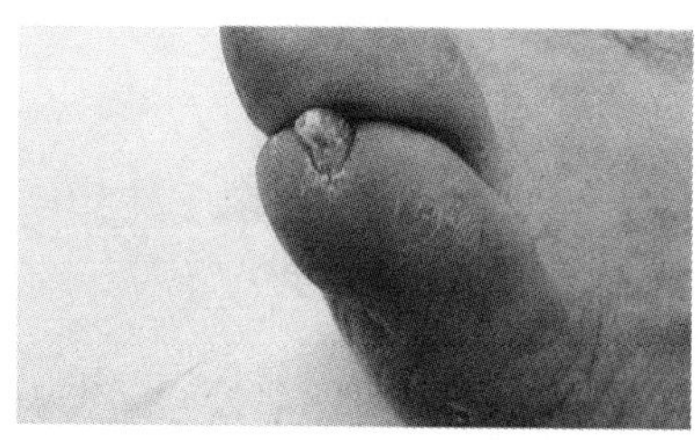

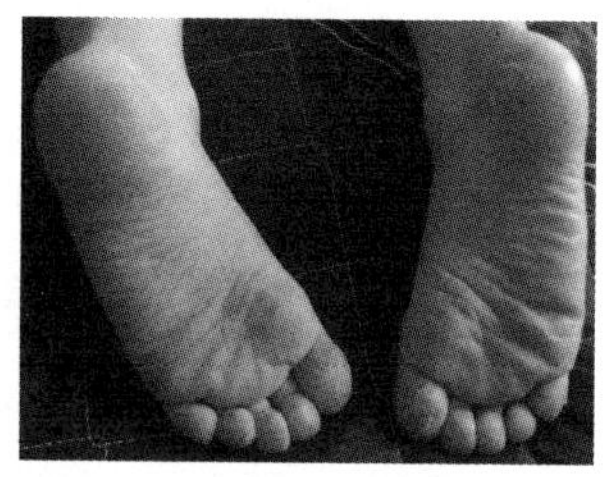

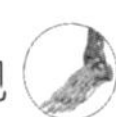

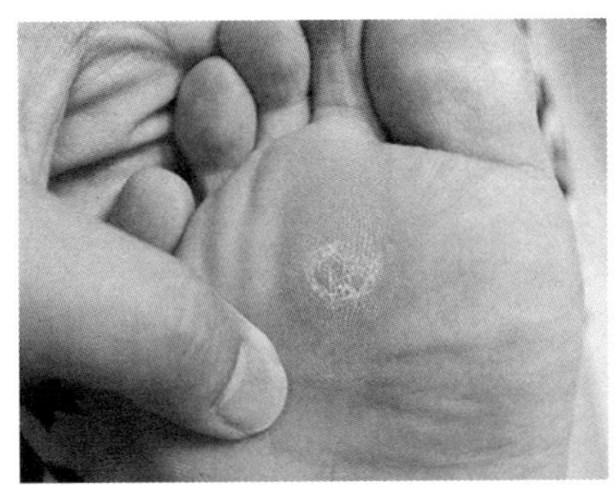

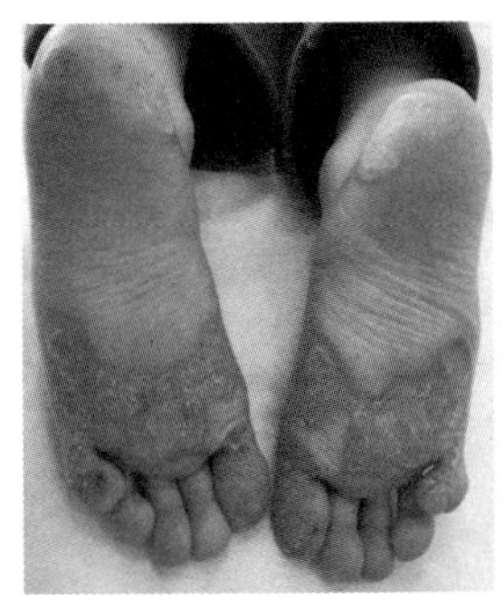

39. 先天性马蹄内翻高弓足的临床特点是什么?

（1）出生后

出生后即出现足部单侧或双侧的程度不等的马蹄内翻畸形，足部呈踝关节跖屈位，内翻、内收畸形；内侧软组织挛缩；严重者可呈“蟹钳样”畸形；婴儿期内多为松弛型，轻者可用手扳正，重者只能部分扳正。

（2）患儿行走时

患儿行走时用前足或足外侧缘着地行走；随着年龄渐大，畸形逐渐加重，严重者足背着地行走；负重处出现滑囊和胼胝，此时将逐渐发展为僵硬型。

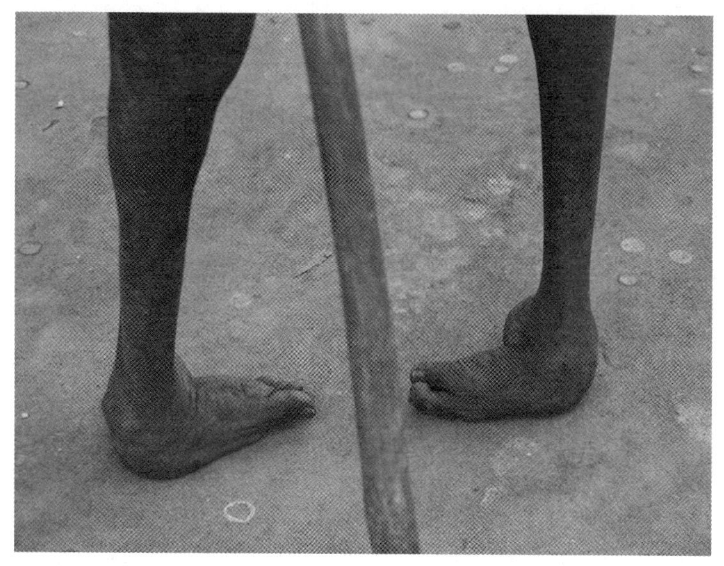

40.CMT 病的临床特点是什么？

CMT 病的最早症状是由脚部肌肉萎缩引起的，造成如高弓、平脚或卷曲的脚趾（锤状趾）畸形。患者常常不能弯脚因而依赖脚后跟行走，增加踝关节受伤和绊倒的风险；随着疾病的恶化，小腿肌肉肌力也逐渐减弱。

CMT 病患者也可能出现手部肌肉肌力减弱，导致日常活动困难，如书写、握持、紧固按钮和转动门把手等。CMT 病患者还会发生感觉障碍，如双脚和小腿的触感、冷感和热感降低，偶尔感到疼痛或烧灼感。只有在极少数情况下，CMT 病患者会失去视力或听力，导致眼盲耳聋。

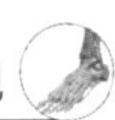

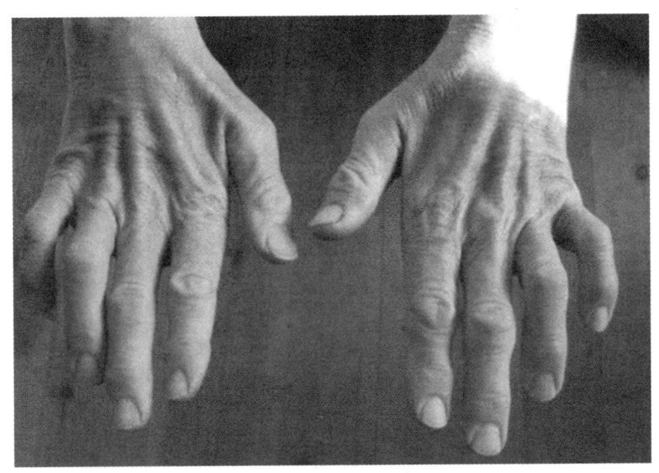

CMT 病患者手部肌肉萎缩

41. 腰椎退行性疾病导致足下垂的特点是什么?

腰椎退行性疾病伴有足下垂多见于中老年人，除下肢麻木、疼痛、乏力外，患者安静状态下足踝不能主动完成背屈动作；行走时拖曳患足或将患侧下肢抬高，落地时足尖先触及地面，呈现特征性的足下垂步态。严重者可出现行走困难，生活质量受到严重影响，对这类疾病如果不能早期进行正确的评估与治疗，预后往往较差。

足下垂的发作既可以是急性的也可以是渐进性的，典型患者在出现明显的足下垂症状几天或几周前就有足部症状，也有的患者可能会突然出现足下垂症状；腰椎间盘突出症患者的足下垂一般是急性发作，大多数腰椎管狭窄症患者足下垂是典型的缓慢进展，老年患者中渐进性发病更为常见。

42. 成人僵硬型马蹄高弓足的临床特点是什么？

成人僵硬型马蹄高弓足患者的足踝关节僵硬，整体结构异常，呈现马蹄高弓形态且跖屈背伸活动范围 <10° 。患者具有严重的肌腱及筋膜挛缩、肌力不平衡、支配肌群和肌腱的神经功能异常等症状。

成人高弓畸形的治疗难度取决于骨与关节病变的严重程度，病变越严重，治疗难度越大。

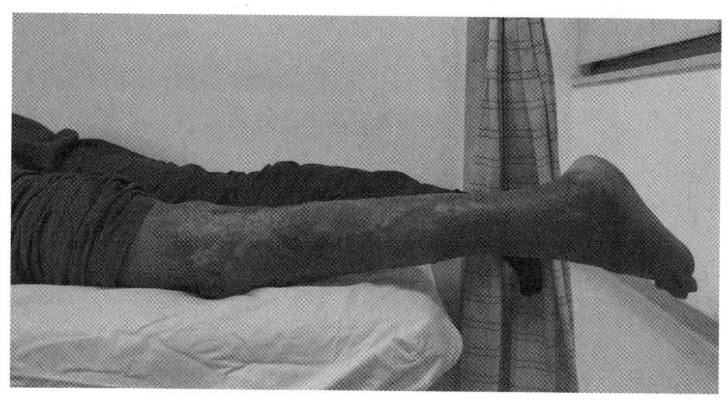

僵硬型马蹄内翻足跖屈畸形

三、高弓足的诊断

43. 先天性马蹄内翻高弓足在产前能够被发现吗?

产前检查是筛查先天性马蹄内翻高弓足的重要手段，检查方式主要采用二维超声、三维超声、磁共振成像（MRI）。产前超声诊断最早时间是妊娠 12 周，此时胎儿四肢较易显示，利于辨别。另外，早期进行常规染色体检测可以排除胎儿可能合并其他系统的畸形的情况，再根据染色体结果及胎儿畸形情况决定是否终止妊娠。

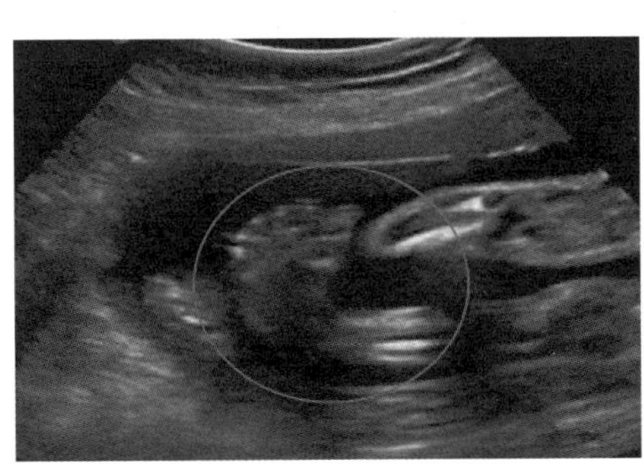

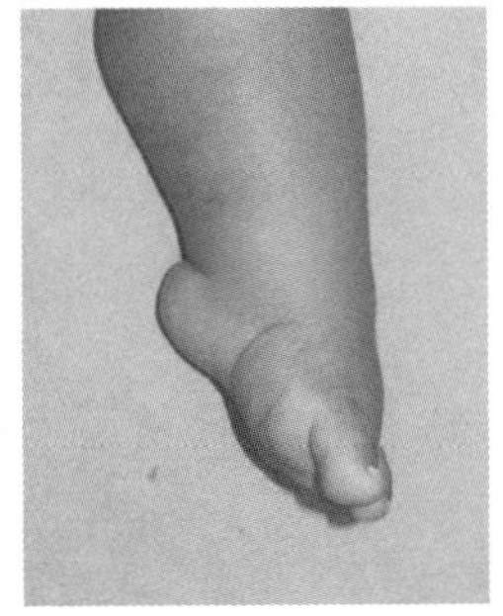

44. 如何判断自己是不是高弓足?

很多高弓足患者不知道也不清楚自己是否患病，单纯认为是自己走路有点问题，没有进行有效治疗，造成严重后果。那么，如何判断自己是否为高弓足呢?

我们可以通过“一摸二触三水印”的简单方法进行初步判断。一摸：双手对足部进行触摸。高弓足的足部柔软度降低、明显感觉僵硬、内侧纵弓明显抬高、足背侧关节突出、足趾常呈“爪状趾”形态。二触：在静态即非负重状态下，足内侧和足外侧明显增高；在站立即负重状态下，足内侧仍然高于地面，且与地面之间可插入本人一根或两根手指。三水印：将双足沾水后站立于纸上，观察足在纸上的水印形态，可见足与地面的接触面积明显减少。

高弓足患者还可咨询专业医生进行专业检测，如关节活动度测量、足部柔韧性检查、X 光片、CT 三维重建、动态足底扫描测压、足部三维重建成像与步态分析等。

足印扫描，如下图所示：

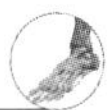

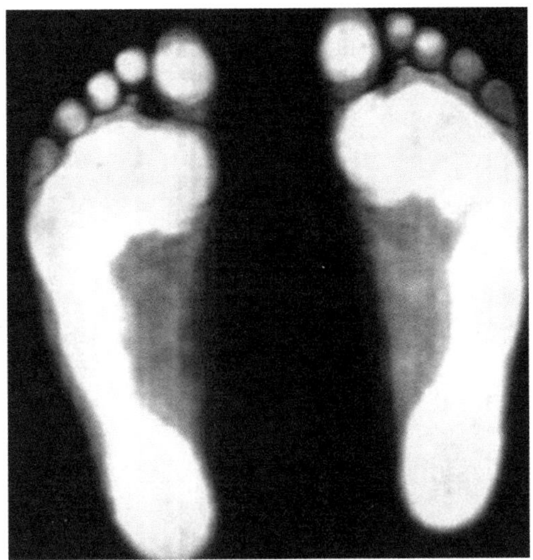

正常足

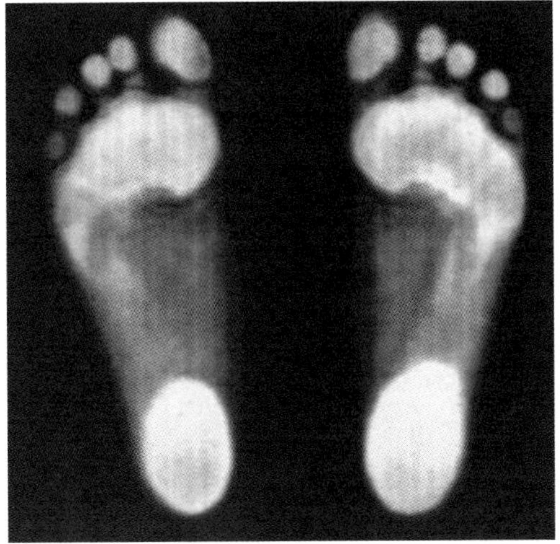

高弓足

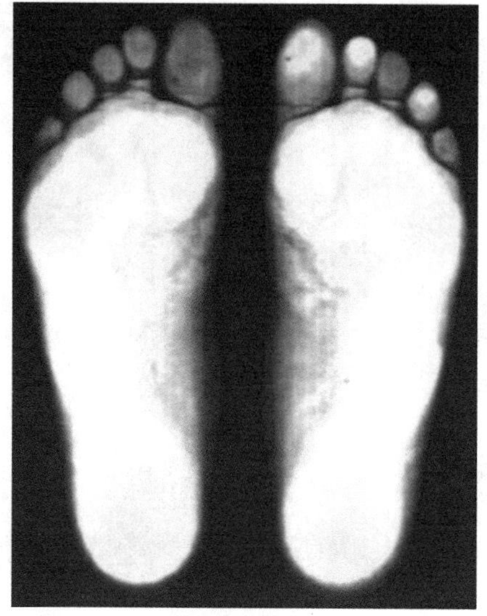

扁平足

45. 高弓足进行评估时需要注意什么?

（1）详细而完整的病史对了解病情及进展是非常重要的。神经学检查可以明确或排除神经系统疾病，明确高弓足病因，包括下肢肌力、腱反射、感觉、运动及神经电生理特征等。

（2）进行临床评估，注意与健侧肢体做对比检查，包括评估患者的站姿、足踝部外形、足跟及足趾行走情况、足下垂程度、跖屈受限程度、足旋转程度、踝关节被动活动度等，Coleman 木块试验可以确定后足的柔韧性和前后足畸形的关系。

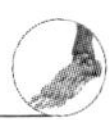

（3）影像学检查。主要包括标准足踝部 X 线片、负重足正侧位片和木块位片；螺旋 CT 及重建可以了解骨骼变形的严重程度和累及范围；对于需要进行肌腱移位或软组织重建手术的患者，MRI 检查可以评估软组织情况。

46. 高弓足如何进行体格检查?

高弓足的体格检查：

（1）足踝部外形：观察是否存在爪形趾或后足内翻畸形，后足内翻畸形患者站立时，从前边可以看到足跟内侧，称为“Peek-a-boo 征”呈阳性；观察足部胼胝的位置和分布可了解足部的受力情况。Peek-a-boo 征症状，如下图所示。

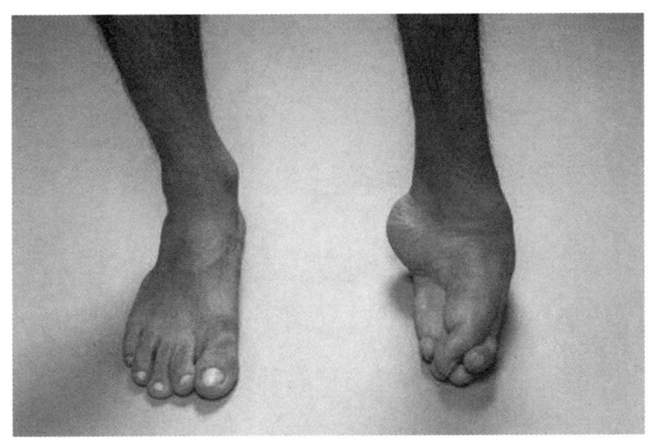

（2）足下垂程度：通过 Vinci 等学者提供的方法判断，嘱患者单足站立，患足背屈及膝关节微屈 5°，侧面观测，踝关节角度在 90°～100° 为轻度足下垂，大于 100° 为重

度足下垂。

（3）足旋转角度：旋转程度分中立位、旋前位和旋后位。

（4）踝关节被动活动度（ROM）：评估 ROM 可了解患者踝运动轴是否正常，韧带是否稳定。

（5）Coleman 木块试验（后足柔韧性试验）：将 1.9 cm 的木块放置于患侧足跟及前足外侧，使第 1 跖骨放于木块边缘并使其自然下垂，从患者后方观察后足内翻能否被纠正。若能够被纠正，则说明后足具有一定的柔韧性，畸形可以通过矫形器或软组织手术来纠正；若不能被纠正，则说明后足僵硬，须进行手术治疗。

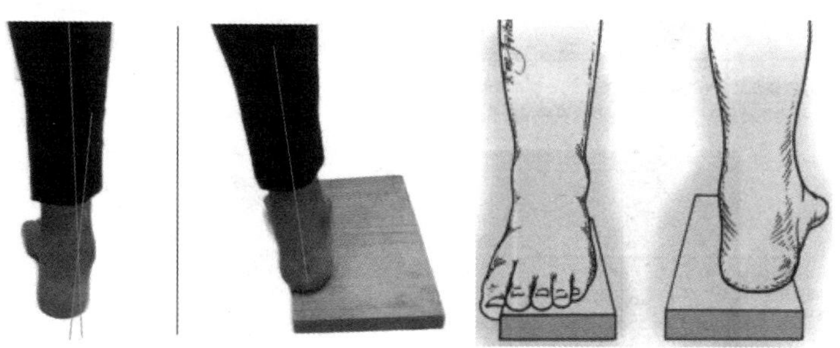

47. 高弓足影像学评估方式有什么？

高弓足的影像学评估方法包括标准足踝部 X 线片、负重足正侧位片、后足力线（Saltzman）位片和双下肢全长片、CT 或三维 CT、MRI。

负重足正侧位片用于评估足的负重力线和柔韧度；Saltzman 位片主要用于评估后足力线；复杂僵硬性畸形通过

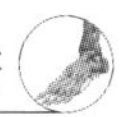

三维 CT 可以更直观地获得畸形的立体结构；对于需要进行肌腱移位或软组织重建手术的患者，MRI 检查可用于评价肌腱情况。

术前 X 线片、二维和三维 CT 显示如下图所示：

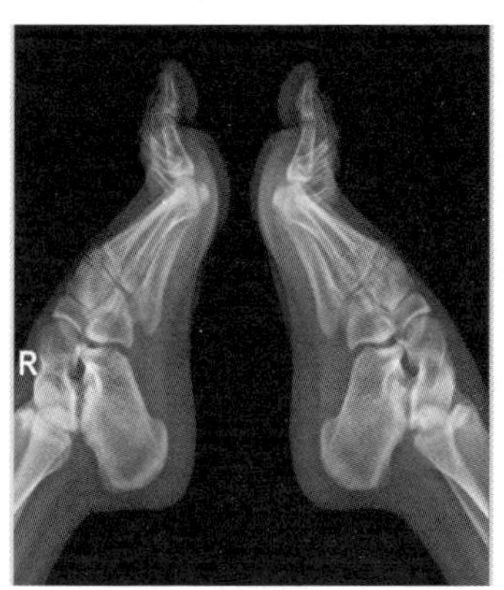

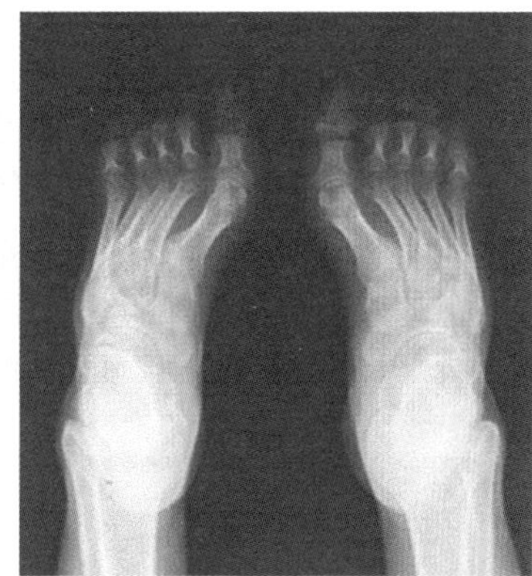

足踝部 X 线片

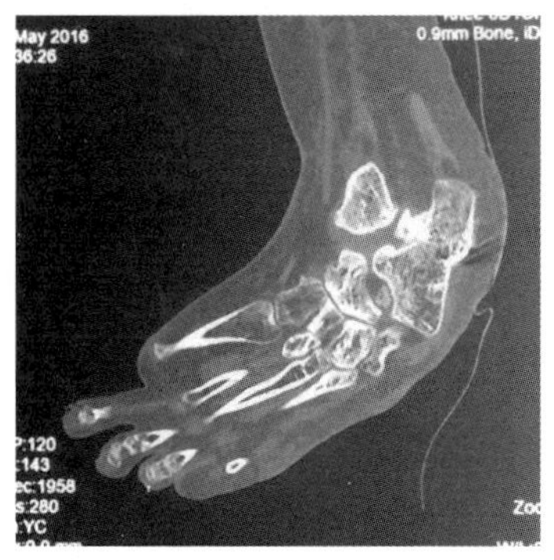

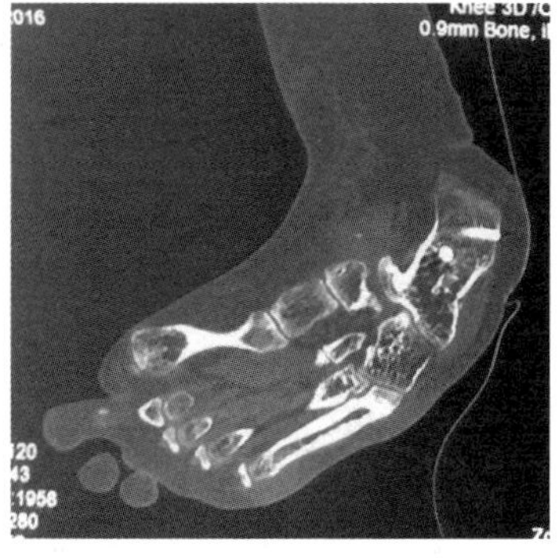

二维 CT 平扫

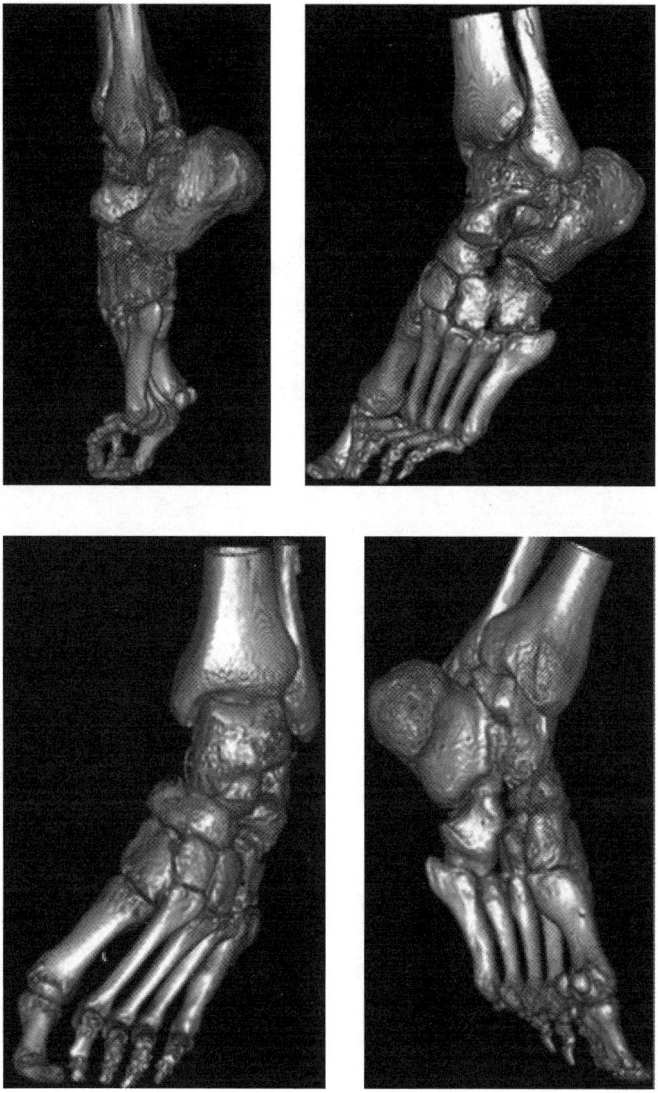

三维 CT 图 1

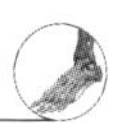

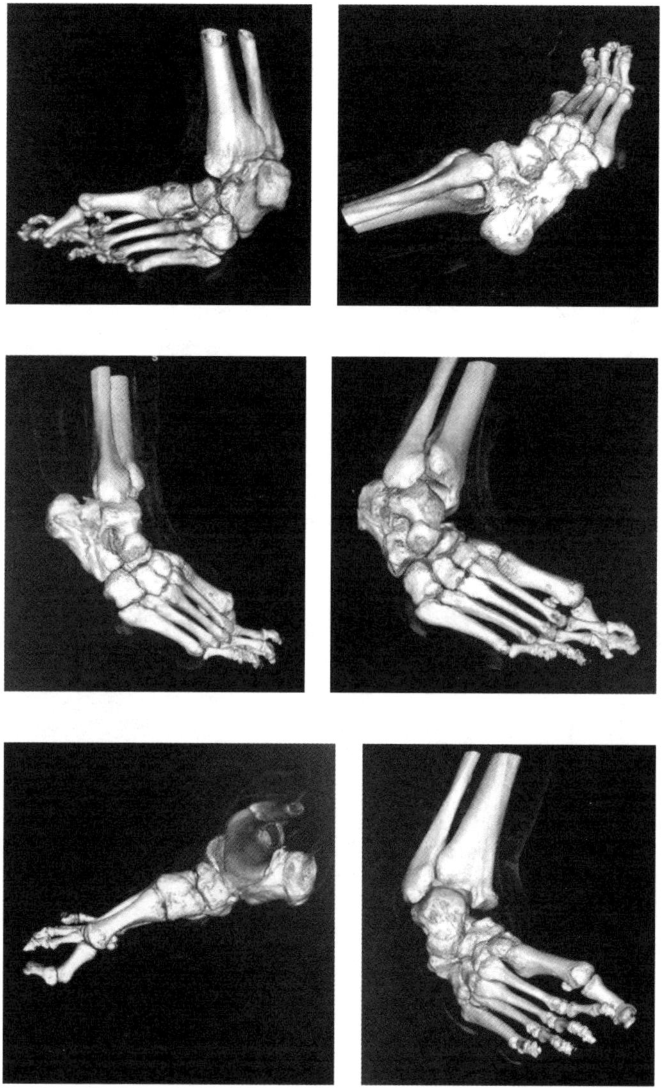

三维 CT 图 2

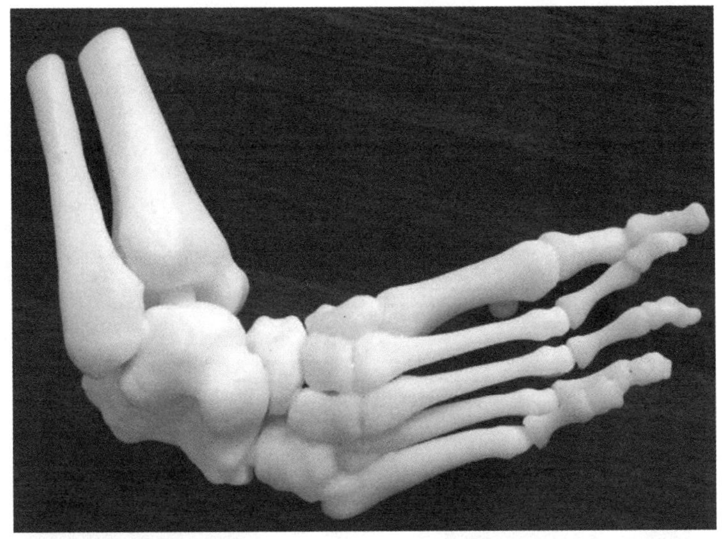

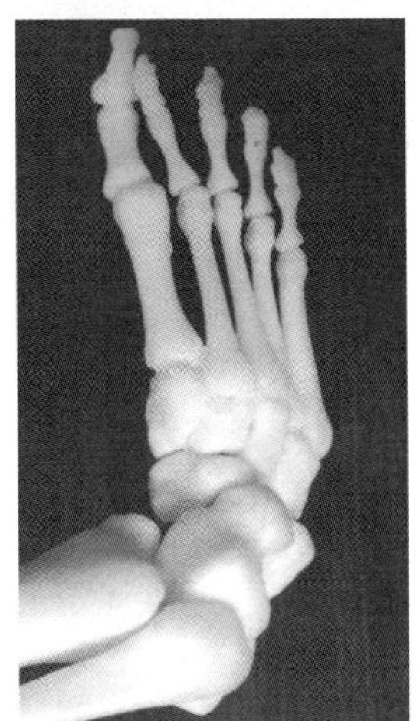

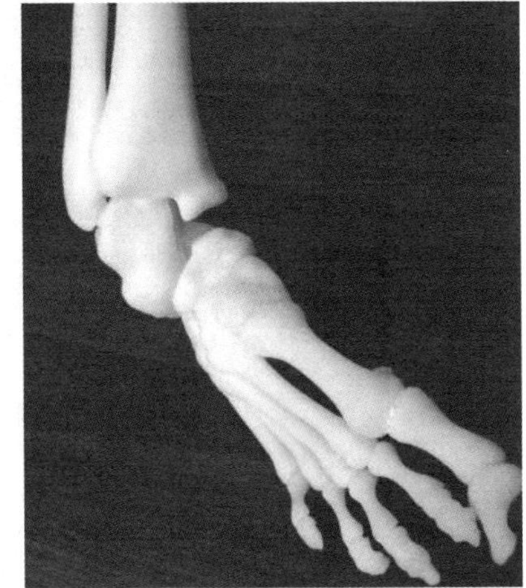

3D 打印模型

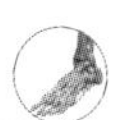

48. X 线片对高弓足的诊断有什么意义？

足踝部标准 X 线片能清楚显示骨关节结构，包括非负重位片和负重位片。对于高弓足患者，足负重位的 X 线片最有价值，通过测量跟骨、跖骨与距骨之间的角度，与正常角度进行比较即可判断是否为高弓足畸形。主要测量的角度如下：

跟骨－第 1 跖骨角（跟骨长轴与第 1 跖骨中轴所形成的钝角）：正常值为 150° ～ 175° ，高弓足畸形此角度减小。

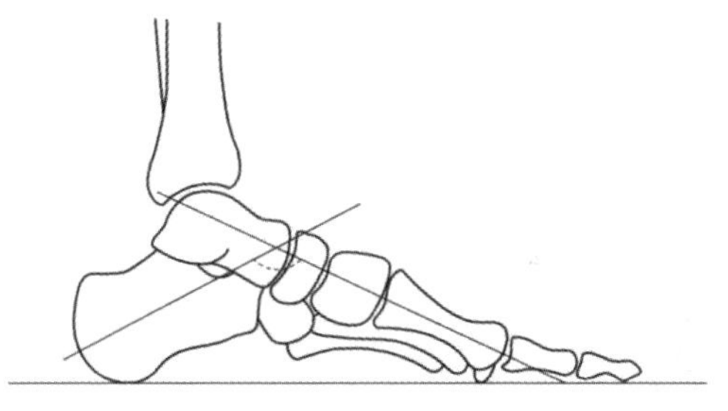

跟距角：若 < 20° 表明有后足内翻畸形。

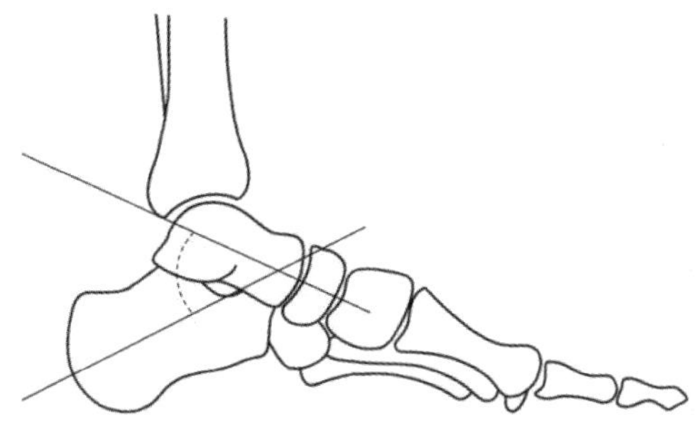

跟骨倾斜角（即 Pitch 角）：正常值 21° ～ 29° ，高弓足跟骨倾斜角增大。

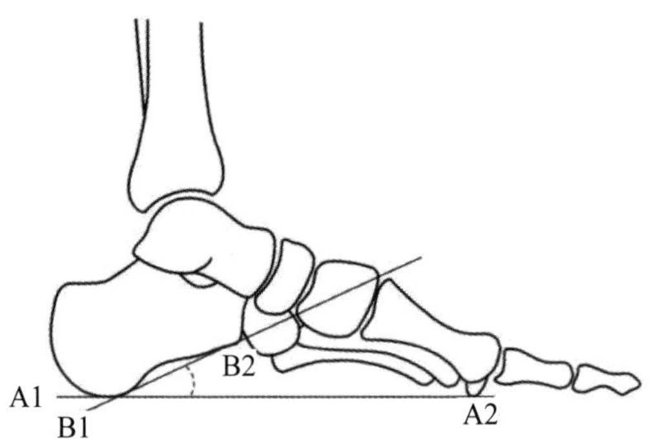

① A1-A2 为跟骨最低点与前足内侧籽骨最低点的连线；

② B1-B2 为跟骨下缘的切线。

Meary's 角（距骨与第 1 跖骨中轴线夹角）：足弓正常时两条线相连续；若测量出角度表明足弓增高，角度为 5° ～ 10° 提示足弓增高不明显；角度≥ 20° 提示畸形严重。

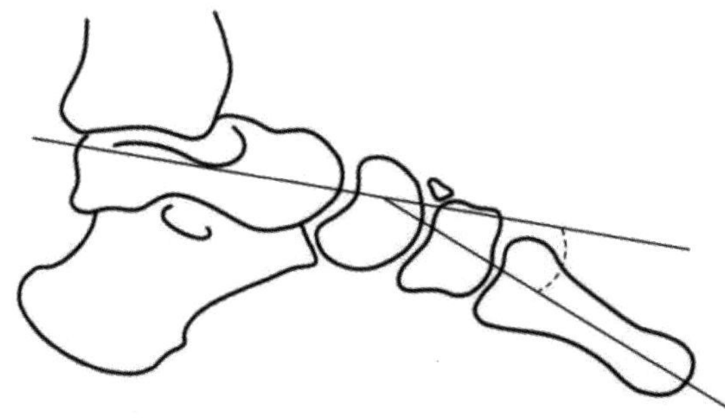

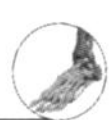

49. MRI 对高弓足的诊断有什么意义？

MRI 具有很高的组织对比分辨率及无离子化辐射，可清晰地显示肌腱、韧带、其他软组织及骨组织等。MRI 在足踝部软组织疾病的诊断中具有重要作用，特别是对肌腱和韧带疾病具有很高价值。

50. 3D 打印技术对高弓足的诊断有什么意义？

3D 打印技术就是借助 3D 打印机等设备，客观、精准、立体、生动地打印出 1 ∶ 1 的实物模型。

对于风险高、难度大的手术，医务工作者进行术前规划十分重要。在以往的手术预演过程中，医务工作者往往需要通过 CT、MRI 等影像设备获取患者的数据，之后再将二维医学影像利用软件转换成逼真的三维数据。如今，医务工作者在 3D 模型上模拟截骨、骨重建等，有助于手术医师在术前更加深入、直观地了解患者足畸形程度，评估相应的手术风险及预测术后效果，做出最合理、最优化的术前规划，从而减少组织损伤、出血及手术时间，设计出更加精准的个体化手术方案。

3D 打印技术的发展，不仅提高了手术技术，还方便了术前沟通，使患者及家属更加直观地了解手术方案的设定及存在的手术风险，获得患者及家属的理解，有利于促进医患关系和谐发展。

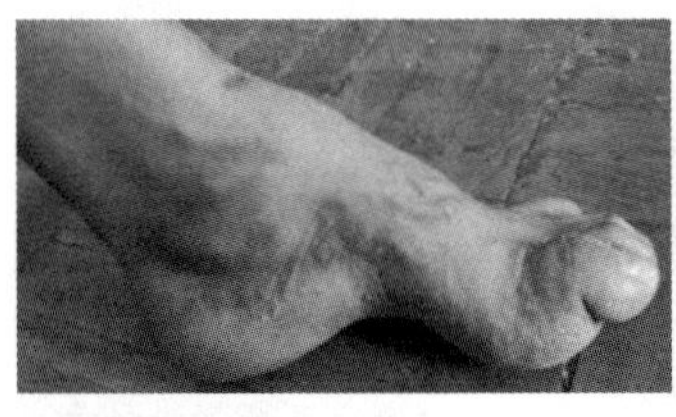
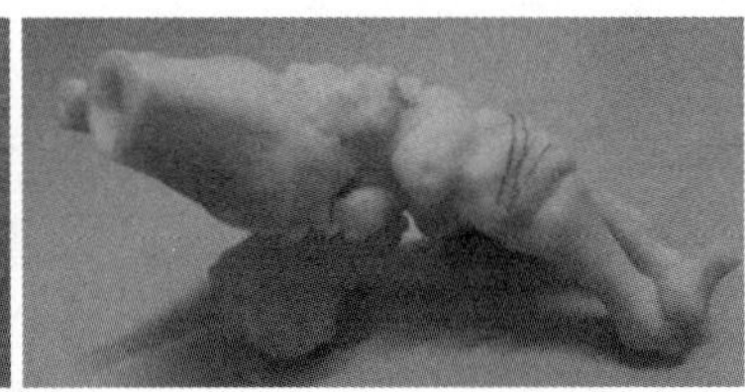
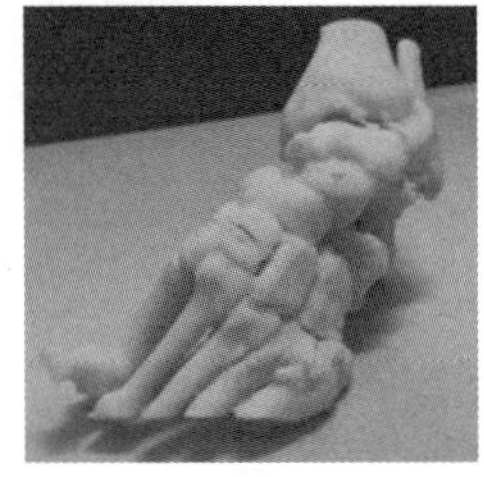
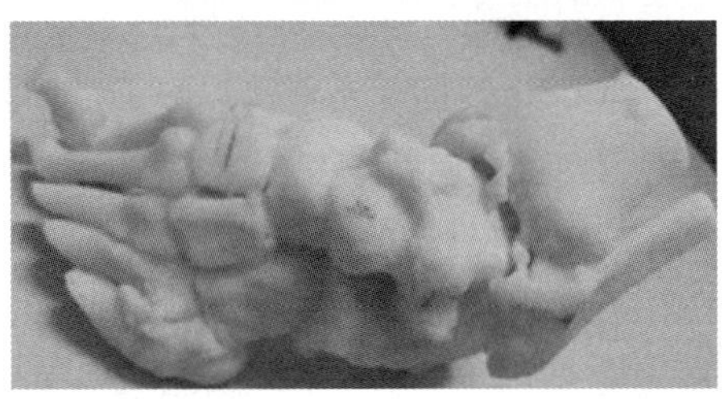

3D 打印模型

51. 如何鉴别腰椎退行性疾病与腓总神经损伤所导致的足下垂?

腓总神经由腰 4、腰 5 脊神经和骶 1、骶 2 脊神经前支的纤维组成，腰椎退行性疾病导致的足下垂最常见于腰 4、腰 5 脊神经根受累。因此，在诊断腰椎退行性疾病导致的足下垂时需排除腓总神经所致的足下垂。

腰椎退行性病变导致的足下垂通常会伴随明显下肢疼痛和腰 5 脊神经皮节区的麻木，腰椎管狭窄症患者通常伴有步行诱发的腿部麻痹。临床上常常借助影像技术，如 X 线检查、椎管造影、CT 检查和 MRI 可以明确诊断；当临床影像不确定时，肌电诊断检查也可做鉴别诊断。

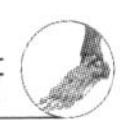

52. 如何评估先天性马蹄内翻高弓足的严重程度?

目前对于先天性马蹄内翻高弓足的严重程度并没有统一的评估方法，大多数结合足部的临床特征（如灵活性）和放射学方面的某种组合进行评分，如 Pirani 严重程度评分。

Pirani 博士是不列颠哥伦比亚大学小儿骨科的临床教授，他设计了一套可靠有效的临床评价方法，用于评价 2 岁以下未经过手术治疗的先天性马蹄内翻高弓足畸形的程度。

Pirani 严重程度评分包括中足评分的 3 个征象和后足评分的 3 个征象。临床医生通过此方法将畸形的程度记录下来，了解 Ponseti 方法治疗的进展、跟腱切断术的指征和时机，还可以进行分组和结果的比较。

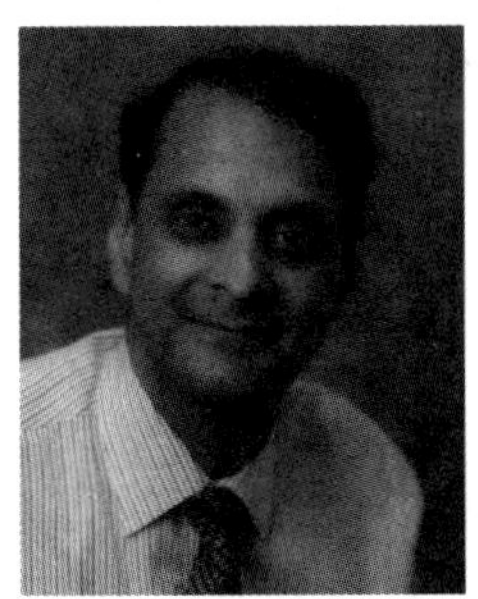

Shafique Pirani

53. 足下垂第一类功能评估标准是什么?

目前尚无中枢神经损伤后足下垂的功能评估标准，但可以借鉴骨科的综合评估标准以助于我们在治疗过程中的疗效观察。

足下垂第一类功能评估标准以优、良、差作为分级标准，如 Green 和 Lioyd-roberts 马蹄高弓足疗效评估标准。

（1）优：外形正常、跖行足；踝关节被动活动至少超过中立位 10°，并主动恢复到中立位；跖屈 >20°，活动（包括各种比赛）不受限制，活动中或活动后无疼痛；距跟关节至少有一半的活动度，中跗关节活动正常。

（2）良：轻微足跟内翻，前足可灵活内收，适应正常活动的需要，并不感到不适；至少能背伸到中立位，跖屈 <10°；距跟关节至少有一半的活动度，中跗关节活动灵活；今后的软组织手术肯定不会影响以上功能。

（3）差：比较明显的足跟内翻，或伴有轻微的前足固定内收畸形；踝关节活动受限，各个方向活动度 <10°；距跟关节僵硬（活动度 <50%），中跗关节活动度尚灵活；活动受限（包括各种比赛），训练中或活动后疼痛；需要再做骨性手术。

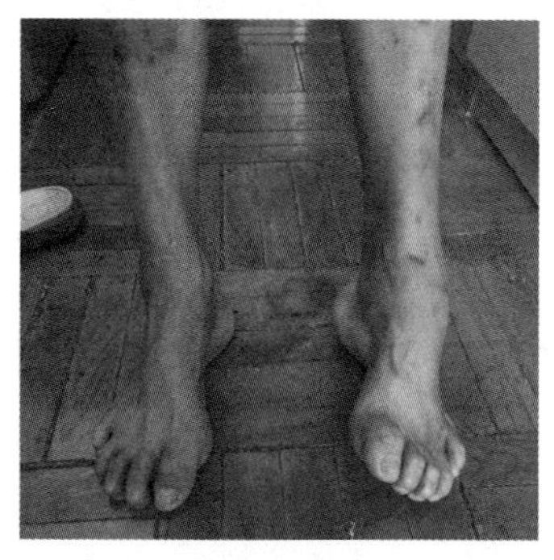

明显足跟内翻，前足内收畸形，踝关节僵硬

 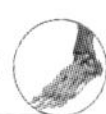

54. 足下垂第二类功能评估标准是什么?

足下垂第二类功能评估标准以分值作为评分标准，如 Laaweg 和 Ponseti 马蹄高弓足疗效评估标准。

患者满意度：满意 5 分、较少满意 3 分、不满意 0 分。

（1）功能：无疼痛（足踝）——8 分；过度活动时疼痛——6 分；正常活动时疼痛——4 分；走路时疼痛——0 分。

（2）步态：正常——5 分；向内旋转或轻度跛行——3 分；跛行步态或明显跛行——0 分。

（3）踝关节运动：背屈 >10°，跖屈 >40°——8 分；背屈 5° ~ 10°，跖屈 20° ~ 40°——6 分；背屈 <5° 或僵直在中立位——4 分；僵直在复发位——0 分。

（4）肌肉功能：

① 胫骨前肌移位：正常肌力——8 分；部分肌力——4 分；无肌力——0 分。

② 小腿三头肌：正常肌力——8 分；部分肌力——4 分；无肌力——0 分。

③ 胫骨后肌：正常肌力——8 分；部分肌力——4 分；无肌力——0 分。

（5）足外形：

① 发育：发育良好和跖行足——8 分；发育不良和跖行足——6 分；轻度弓形足或外翻——2 分；明显马蹄内翻足或 / 和弓形足或外翻——0 分。

② 足跟：中立位——8 分；外翻 <5°——5 分；外翻或

内翻 >5° ——0 分。

③ 前足：中立位——8 分；内翻或外翻 <5° ——5 分；内翻或外翻 >5° ——0 分。

④ F-M 角：>80° ——6 分；70°～ 80° ——3 分；<70° ——0 分。

（6）放射学测量：

① TC-AP 角：≥ 25° ——5 分；10° ～ 24° ——3 分；<10° ——0 分。

② TC-L 角：≥ 20° ——5 分；10° ～ 19° ——3 分；<10° ——0 分。

③ T-M 角：≥ 20° ——5 分；21° ～ 30° ——3 分；>30° ——0 分。

F-M 角：足纵轴与内外踝连线之间的夹角，角度越小，畸形越重；TC-AP 角：正位距角；TC-L 角：侧位距跟角；T-M 角：距跖角，距骨纵轴与第 1 跖骨的夹角。

四、高弓足的治疗方法及原则

55. 高弓足延误治疗的后果有哪些？

（1）影响体形

严重的高弓足会导致不良的下肢力线，小腿常常会向外侧翻转，长此以往会导致内八字、O 型腿及脚趾后缩的情况。

（2）脚趾变形

患者在行走时足部和脚趾骨头向内翻转，重心前倾；站立时，重心在双脚前后端，脚背韧带过紧或骨骼变形，终导致脚趾变形。

（3）影响走路

足弓过高导致足部无弹性，踝背伸受限，足底接触地面的面积减小，轻者站立负重时畸形减轻甚至消失；患者长时间走路时，足部易感到疲劳和酸痛甚至扭伤脚踝，久而久之可继发足底筋膜炎、跖骨炎等。

（4）导致一系列膝、髋、腰背、颈肩的疼痛和功能障碍

高弓足患者整体身形不对称，很容易对身体的其他关节造成影响，如膝关节代偿性内翻及髋关节代偿性内旋等，继

而可能引发膝、髋、腰背、颈肩等部位的疼痛和关节炎。

（5）影响脊椎的正常发育

脊柱是人体对称的中轴，一旦发生弯曲，就会引起一系列连锁反应，如剃刀背、骨盆倾斜、假性长短腿、脊柱侧弯、扁平足等。

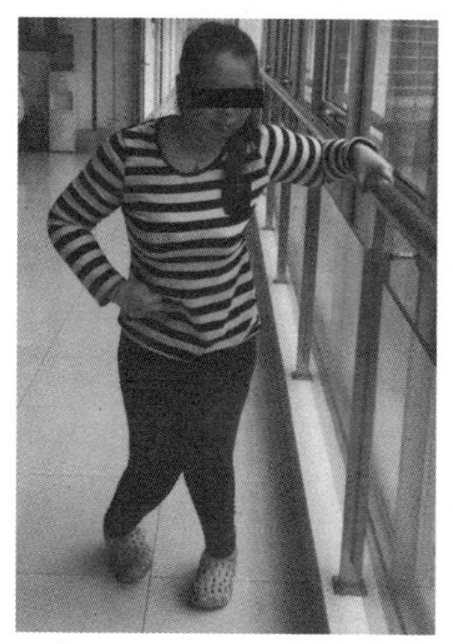

高弓足经历两次手术后复发，无法行走

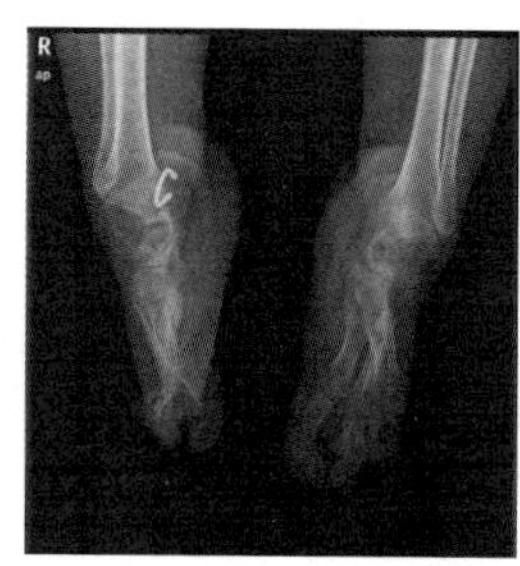

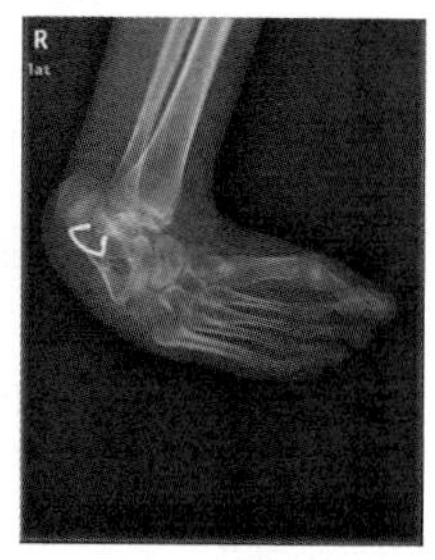

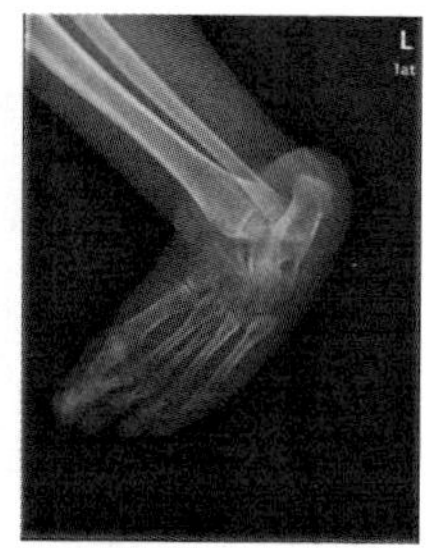

高弓足经历两次手术后复发 X 光片

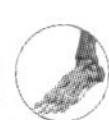

56. 高弓足能治好吗?

高弓足并不是一个不能治疗的疾病，只要能够正确判断原始疾病的类型，准确评估畸形的类型和程度，做出合理的治疗选择，患者的畸形就能够得到改善，从而改善患者的生活质量。

每一位患者的治疗因畸形种类而不同。如果是软组织牵引，如跟腱挛缩、小腿肌肉瘢痕牵引等原因造成的畸形，则需要进行手术来松解挛缩组织。如果是神经功能障碍，如严重的腰椎间盘突出症、腰椎管狭窄症和小腿腓总神经损伤造成的畸形，则需首先治疗原发病。如果有难以矫正的晚期高弓足畸形，则只能通过关节融合才能将踝关节固定在正常位置。因此，专业的外科医师的咨询和诊治是患者获得满意治疗结果的保障。

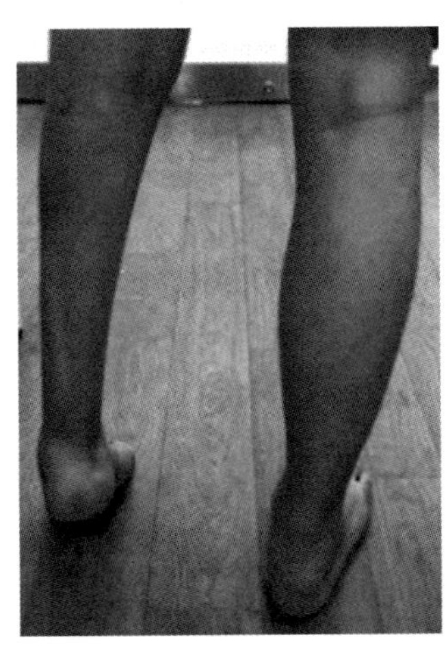

57. 什么时候治疗高弓足最好？

先天性马蹄内翻高弓足的治疗越早越好，应在出生后即开始进行。非手术疗法应于出生后尽快进行手法、石膏及夹板固定，以纠正畸形。此法需要的时间长，有一定复发率；手术治疗宜在出生后 4 ～ 6 个月尽早进行。

后天因素，如创伤、脑卒中等导致的成年人高弓足，重在预防以避免畸形发生；若畸形形成，需根据专科医生的建议进行手术或非手术治疗。

58. 高弓足有哪些治疗方法呢？

高弓足治疗会根据患者的足部畸形的柔韧或僵硬程度，选择保守治疗或手术治疗。手术治疗包括软组织手术、骨性截骨矫形手术、关节融合矫形手术和外固定架矫形手术等。

患者的病情不尽相同，需要制定个体化的治疗方案，不会单纯只选用一种手术方法进行治疗。临床上常选用软组织与骨性手术结合或骨性手术与外固定架结合等联合治疗方案。无论是手术治疗还是保守治疗方案均有其适应性，都有出现并发症的可能性；手术治疗的并发症更多见，需要做好预防措施，减少并发症的发生。

五、高弓足的非手术治疗

59. 高弓足如何进行保守治疗?

保守治疗方法有：足底按摩；正骨推拿；指导功能锻炼；穿戴矫形鞋、矫形支具和佩戴足垫等。

足底按摩是高弓足常用的按摩手法。按摩手法要轻柔，确保牵拉足底软组织，将有效预防挛缩；同时进行脚趾张开并拢运动、进行足固有肌的锻炼，如爬坡，有利于牵引肌肉筋膜，对高弓足的病情改善有帮助。

佩戴足垫只适用于足弓部有剧烈疼痛的高弓足患者。佩戴合适的足垫减少骨头负重，有效支持其足部前侧和后侧，凌空跖骨头，减轻走路时的疼痛。

正确的保守治疗，能在一定程度上改善高弓足症状、延缓病程发展，甚至使畸形逐渐恢复。但需要注意，高弓足的保守治疗一定要在专业医师的指导下进行，不能自行购买并随意穿戴矫正器具，若经长期保守治疗无效，医者需立即调整治疗方案，安排手术。

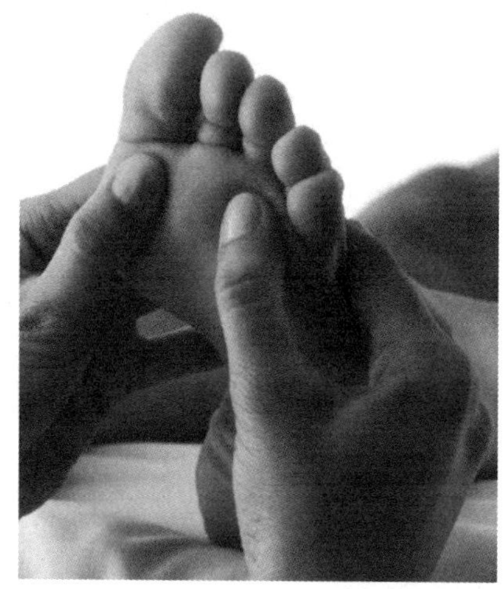

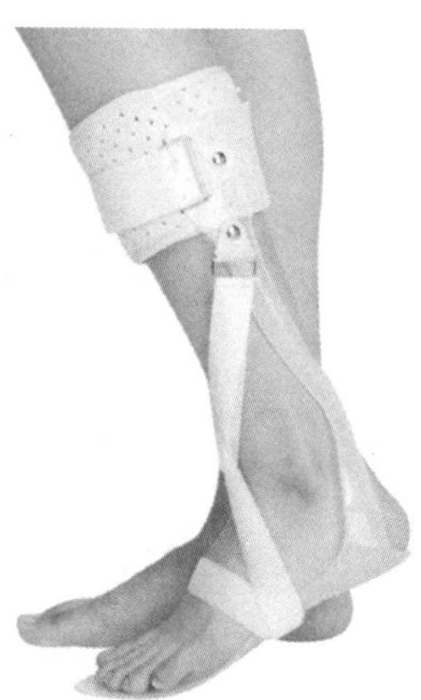

60. 哪些类型高弓足患者可以进行保守治疗?

（1）年龄较小的患者，主要适用于松软型及部分6个月以内的僵硬型患者。

（2）发现较早、症状较轻的患者。

（3）进行早期功能锻炼的创伤、烧伤等患者。

（4）进行早期功能锻炼的脑卒中患者。

61. 什么是 Ponseti 方法?

Ponseti 方法是由 Dr. Ignacio Ponseti 发明的一种矫正先天性马蹄内翻高弓足的治疗方法，目前已得到全世界的肯定。该方法在患儿9个月前开始治疗效果最佳，矫正成功率超过90%。分为4个步骤：手法矫正石膏外固定、经皮跟腱切断术、石膏保护和穿戴矫形支具。

Ponseti 方法手法矫正方法：

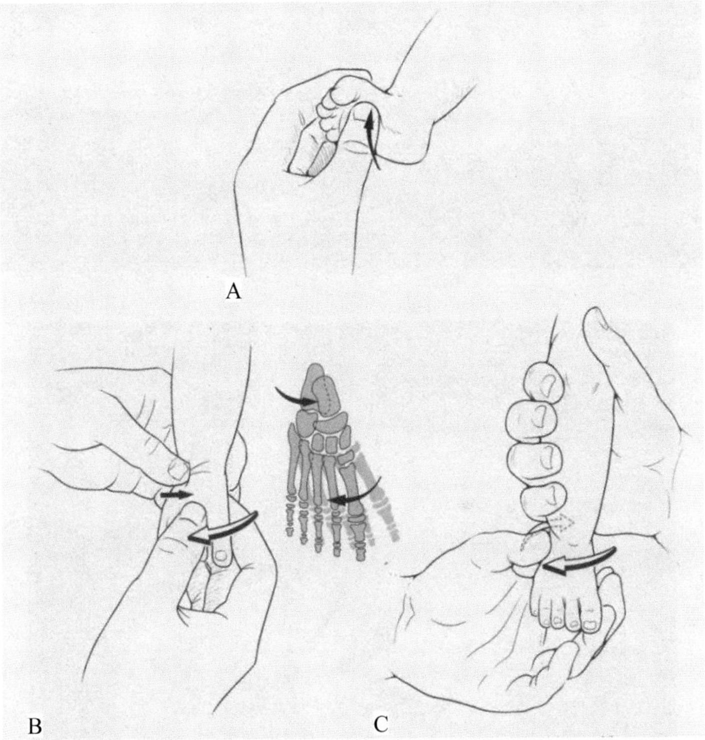

A

B C

矫形支具如下图所示：

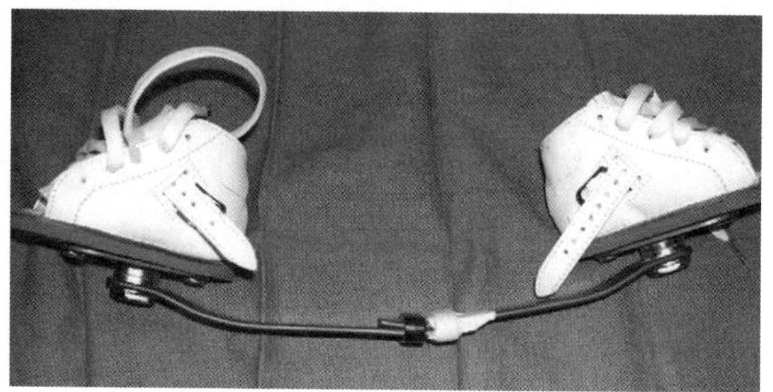

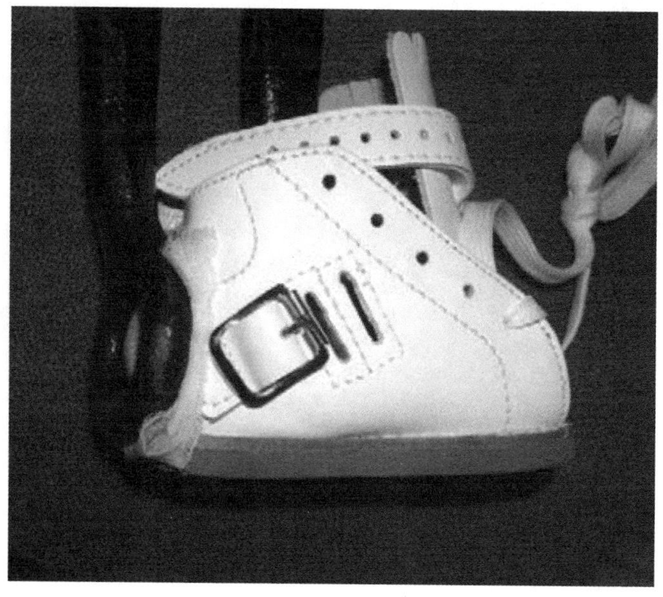

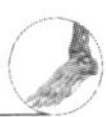

石膏外固定治疗过程如下图所示：

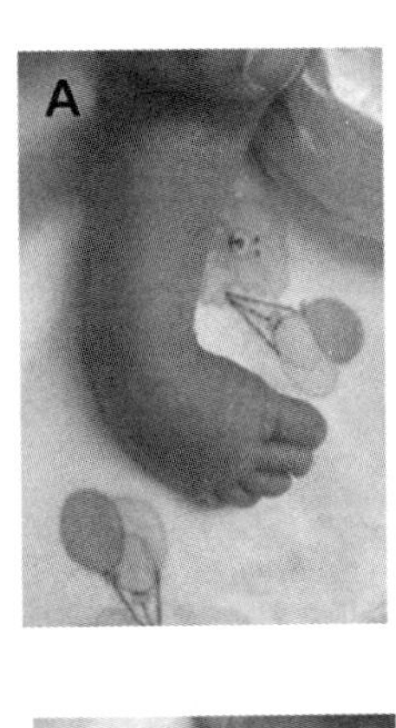

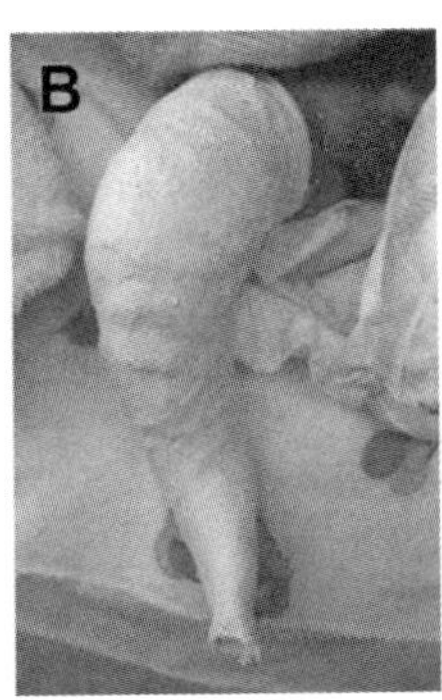

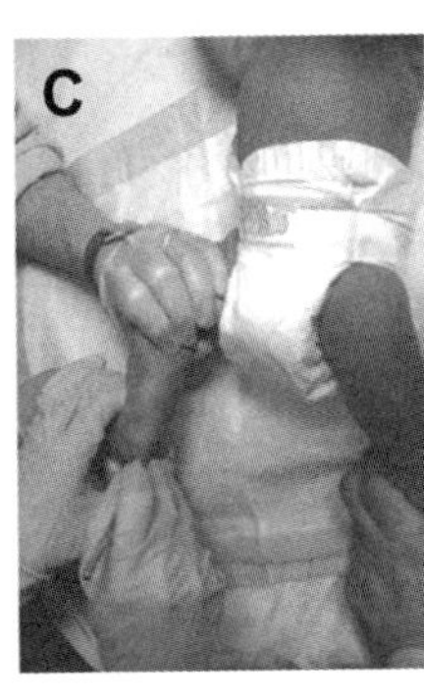

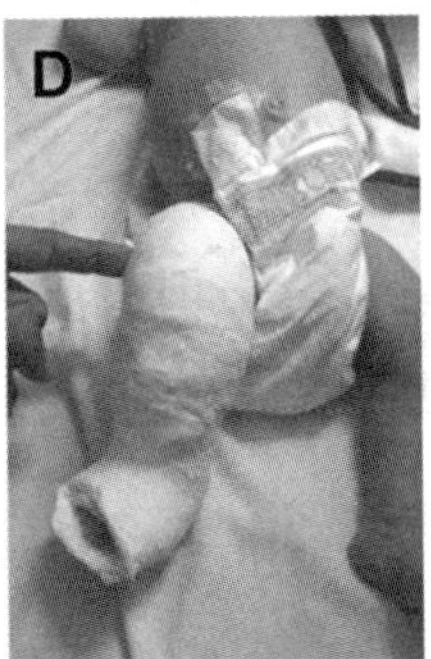

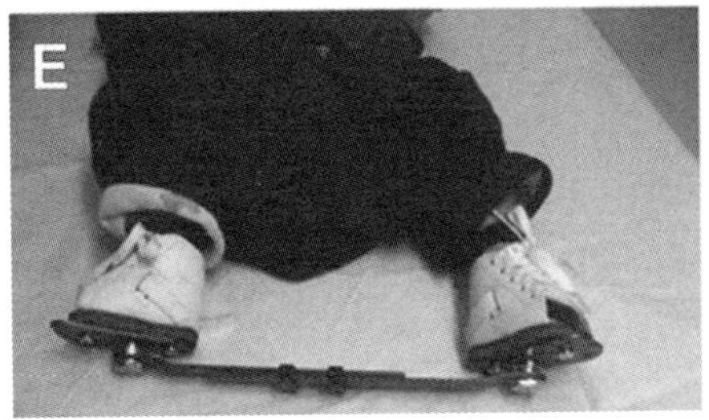

62. Ponseti方法治疗先天性马蹄内翻高弓足有什么优点?

采用 Ponseti 方法矫正过的足灵活、有力且无痛。

（1）借助手法和石膏逐步恢复足各跗骨间正常的解剖关系，所有的畸形（除马蹄畸形外）可以同时被纠正，保留了足的肌肉和韧带，从而保留了足的发育能力和稳定性。

（2）石膏操作无痛苦，手术操作微创，支具佩戴简便。

（3）疗效好，大大减少了由先天性马蹄内翻高弓足引起的残疾，复发率低，远期并发症少。

（4）患儿免除大手术之苦，家长经济负担小。

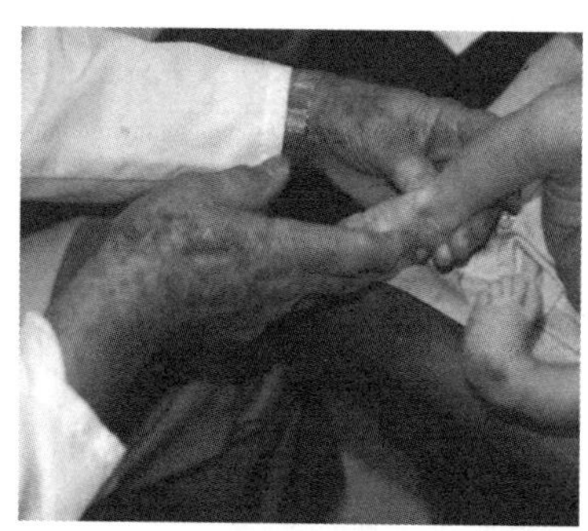

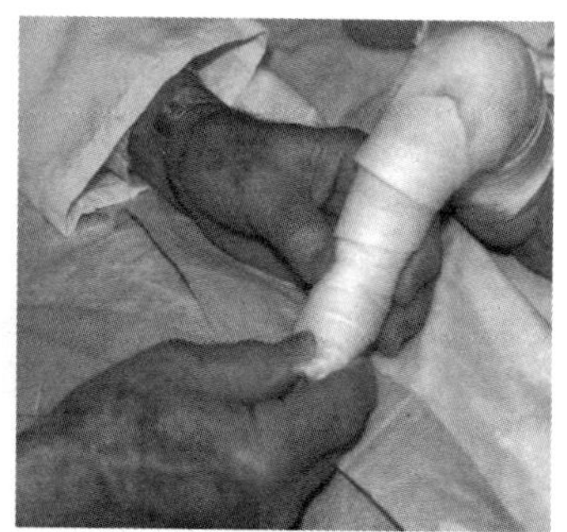

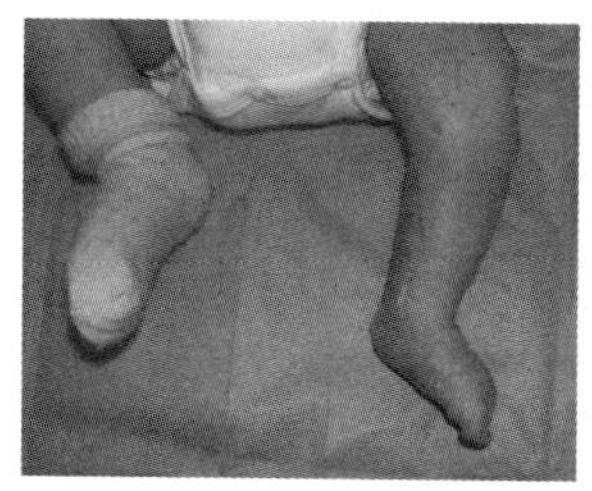

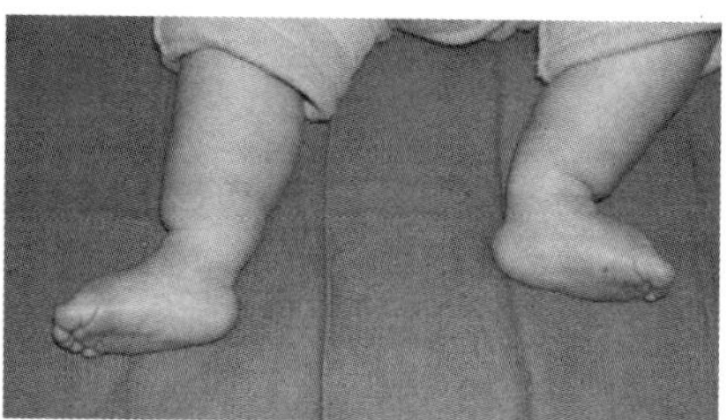

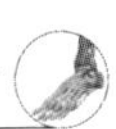

63. 什么时候开始 Ponseti 方法治疗，需要多长时间？

Ponseti 方法主要用于新生儿先天性马蹄内翻高弓足的治疗，因此越早治疗效果越好，一般在孩子出生后 5 ～ 7 天就可以治疗了。

治疗时间不算太久，手法矫正完成后，石膏从脚趾到大腿根部进行固定，并每周更换一次，共更换 5 ～ 7 次，僵硬型则需进行 8 ～ 9 次石膏固定；多数病例需行经皮跟腱切断术矫正足的跖屈畸形；为使跟腱获得良好愈合并保持在合适的长度、减少疤痕组织，需要最后一次持续 3 周的长腿管形石膏固定进行保护；拆除最后一次石膏后，需佩戴有连杆的足外展支具一直持续至患儿 3 ～ 4 岁，最初 3 个月应昼夜佩戴支具，每天至少佩戴 23 小时，之后佩戴时间可缩短至夜间 12 小时，白天 2 ～ 4 小时。

切记 Ponseti 方法所采用的支具是为了维持获得的矫形并预防复发，而不是用于矫正畸形；患儿 8 ～ 10 岁前应每 1 ～ 2 年复诊一次。

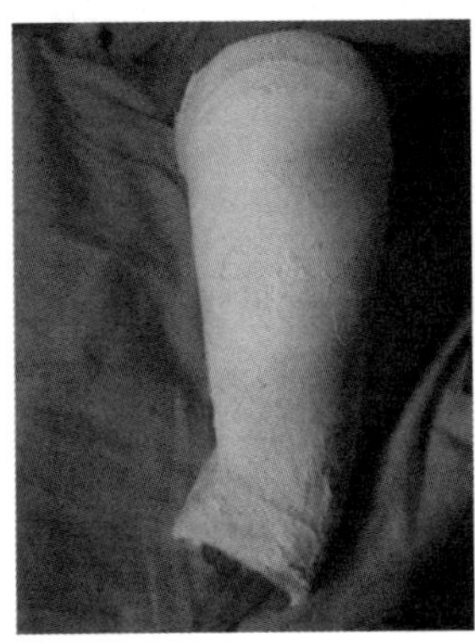

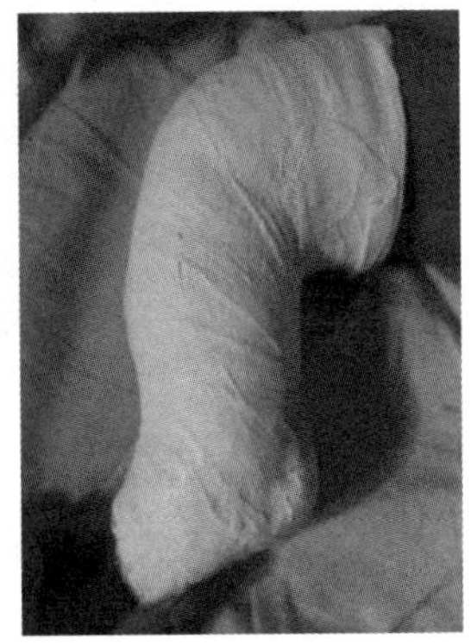

64. Ponseti 方法治疗后效果如何？会复发吗？

Ponseti 认为，马蹄内翻高弓足是一种顽固的畸形，无论怎么治疗，都存在较高的复发率，但小儿先天性马蹄内翻高弓足由于软组织发育不成熟，矫正较容易，所以若患儿其他方面正常，在成年之前用 Ponseti 方法矫正，家长和孩子积极配合，大多数患者（80%～92%）可拥有接近正常的双足，与正常差异很小，也可参与体育运动。

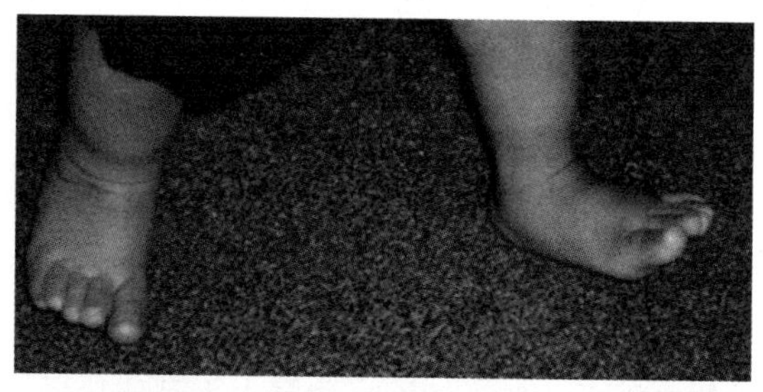

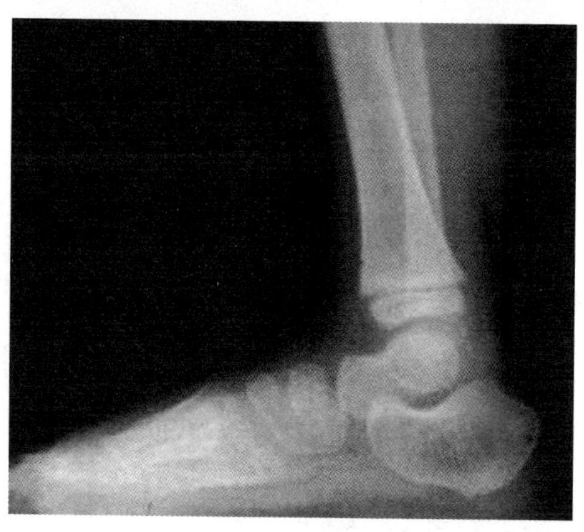

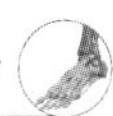

65. 家长在 Ponseti 方法治疗过程中要配合什么?

家长要掌握必要的石膏家庭护理知识，定时检查患儿足部血液循环，注意其脚趾尖与石膏的位置，保持石膏干爽清洁，经常为患儿换尿布。每 5 ～ 7 天来院换石膏一次。按照医嘱定期复查。坚持应用带连杆的足外展支具是预防畸形复发和取得治疗成功的关键。

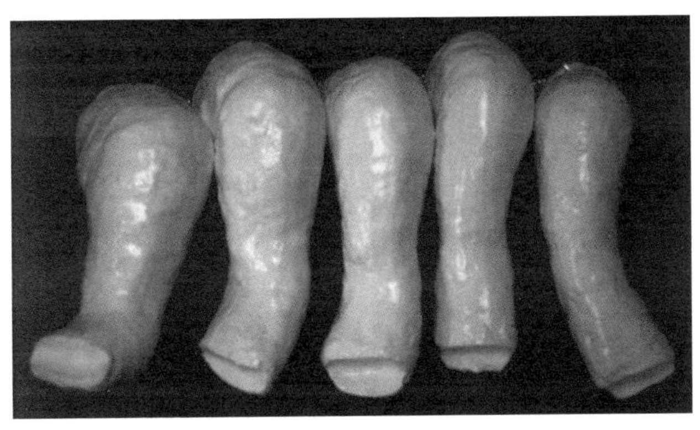

66. 其他畸形足可以用 Ponseti 方法进行治疗吗?

其他畸形足也可以用 Ponseti 方法进行治疗，但必须经过专科医生诊断后，才能进行相关治疗，如多关节挛缩、手术失败的僵硬型马蹄足、神经性马蹄足等。

67. 类风湿关节炎导致的足下垂如何保守治疗?

临床上类风湿关节炎合并周围神经病早期的表现较轻，常易被忽视，往往后期出现较重的神经症状时才引起重视，此时治疗虽能控制病情活动，但已出现的足下垂不可逆。早期诊断、积极治疗对类风湿关节炎合并周围神经病患者的预后十分重要。

早期治疗的目的是预防足下垂的发生，多采用内科治疗手段控制类风湿关节炎的进展；后期治疗主要以物理治疗和功能锻炼为主，尤其强调功能锻炼。类风湿关节炎早期因为炎症因素存在，常关节肿胀、僵硬和疼痛，患者应卧床休息，但不宜绝对，在不负重的情况下可以在最大耐受范围内进行被动的四肢伸展运动，定时给予按摩，防止关节的废用；病情稳定时可多做一些关节负重小或不负重的运动，关节活动应由被动运动转为主动运动；最后做抗阻力运动，适宜的锻炼方式有：关节操、健身操、游泳等。

各种锻炼都应该循序渐进，每次锻炼前通过热敷的方式可以缓解肌肉痉挛、增强伸展能力。

68. 腓总神经损伤性马蹄高弓足如何保守治疗？

腓总神经损伤后导致的马蹄高弓足畸形早期以保守治疗为主，包括踝足部支具固定、肌肉力量康复及跟腱拉伸锻炼，预防跟腱挛缩及肌肉萎缩。若保守治疗 1 年后背伸功能无明显改善，则需要考虑手术治疗。

（1）运动疗法：患者神经损伤较轻时可考虑主动运动训练；神经损伤较重时可考虑被动运动，但需在术后充分固定、在正常关节活动范围内、运动速度较慢、无痛的情况下进行。

（2）理疗：如温热疗法、激光疗法、水疗等。

（3）使用矫形器治疗：利用足托或穿矫形鞋使踝保持在 90°，如足吊带、踝足矫形器（AFO）、踝支具。

六、高弓足的手术治疗

69. 高弓足如何进行手术治疗?

高弓足起病早，但进展缓慢，术前诊断及评估对于手术治疗方案和手术方式的确定至关重要。

手术治疗方案须依照术前评估的结果和患者主观意愿进行。手术方式因高弓足的畸形部位不同也不尽相同，复杂的畸形需要联合使用多种术式，有的甚至需要进行多次手术。手术方式主要分为软组织松解和骨性手术，如跟腱延长术、跖筋膜松解、外侧软组织加强、胫后肌腱转位、Lapidus 手术、跟骨截骨等。

足部解剖结构的柔韧性是决定治疗方案选择的关键。对于年龄小、足部畸形柔韧的患者，软组织手术是最佳选择；对于畸形固定、僵硬的骨骼发育成熟的患者需考虑骨性手术；畸形的发病机制、部位、僵硬程度及术后是否需要行腱转移来维持矫形等都是决定预后的重要因素。

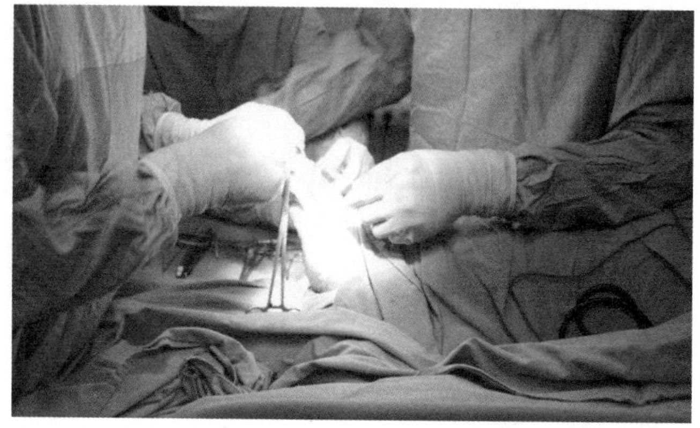

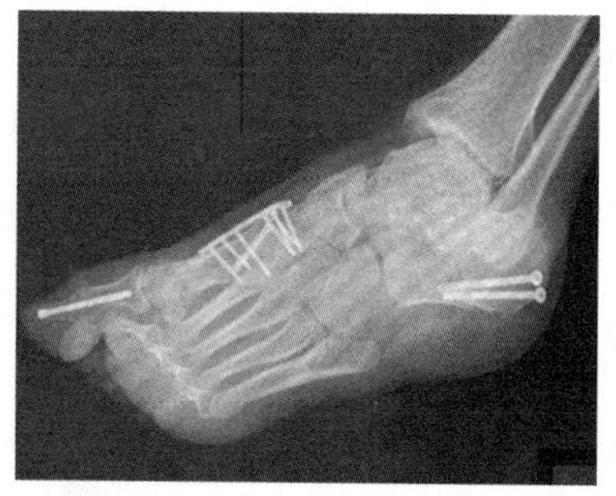

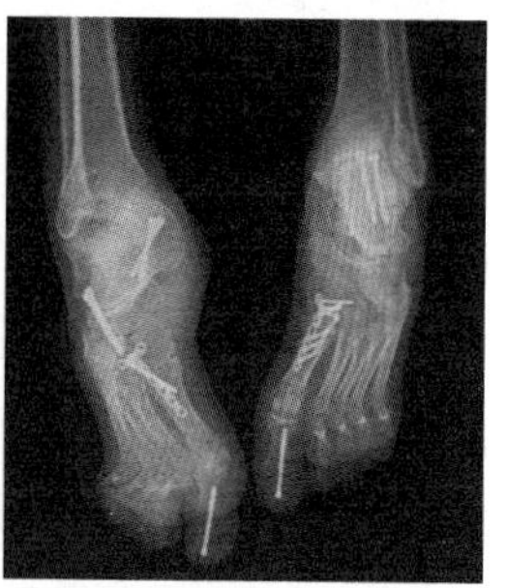

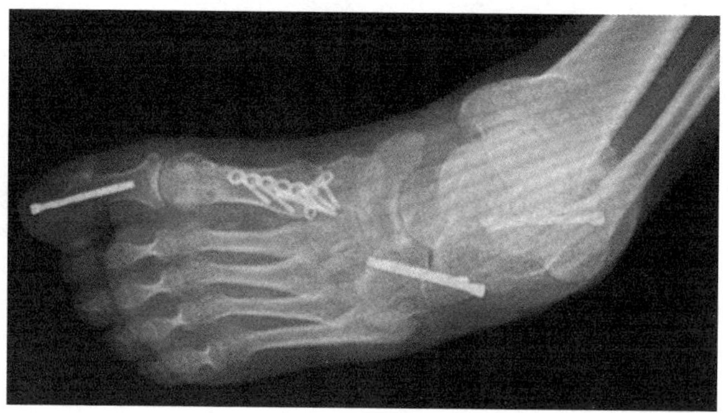

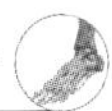

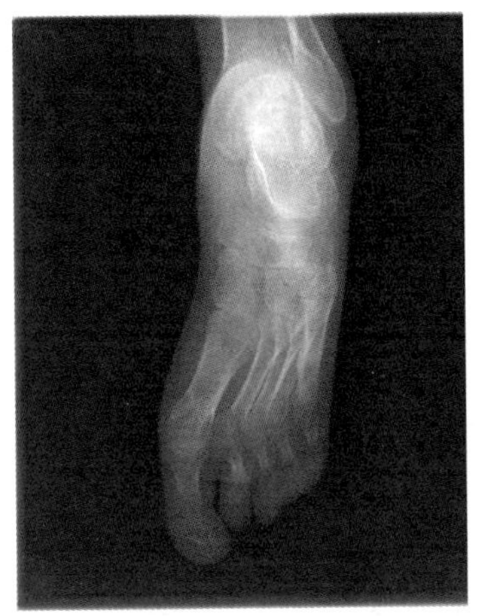
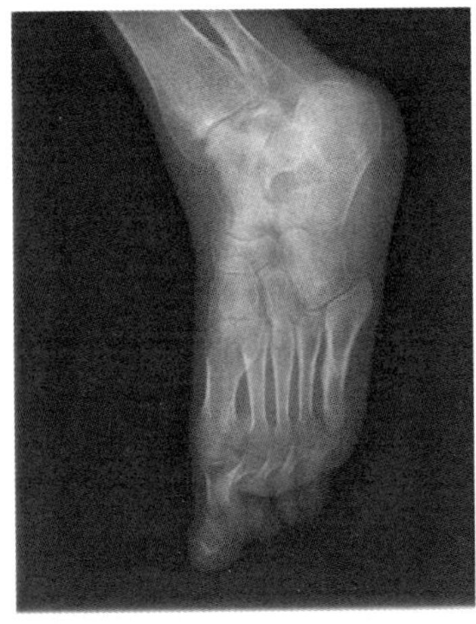

术前

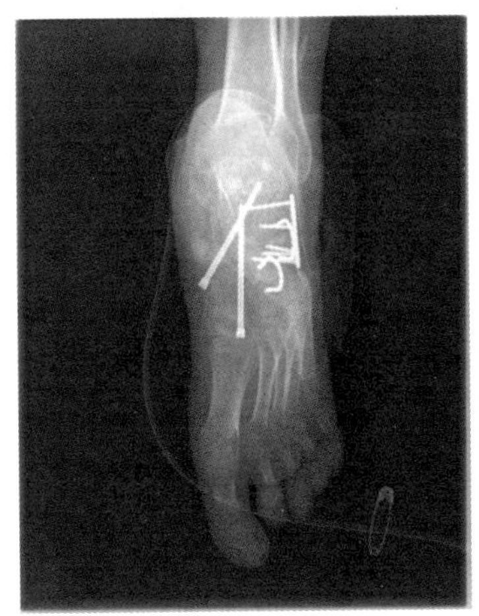
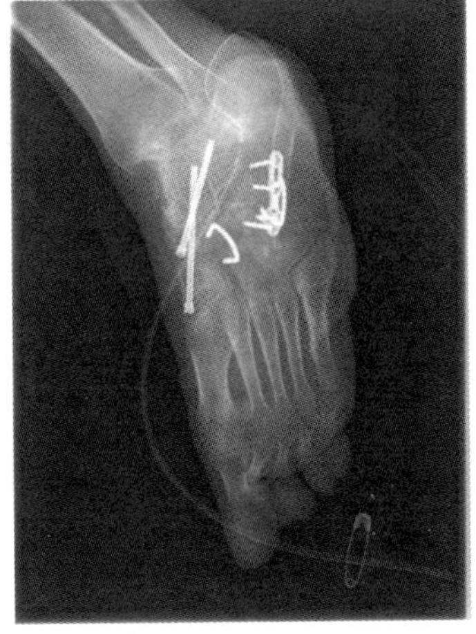

术后

70. 高弓足手术治疗风险大吗？

高弓足为足部手术，没有大风险，患者的年龄越小治疗效果越好。但只要是手术，就会有一定的风险，主要是部分常见的手术并发症。

随着手术技术的不断进步，手术器械的不断改良，专科医生会通过充分的术前准备和相应评估，尽量避免术后并发症的发生，将相应风险降到最低限度。

高弓足术前如下图所示：

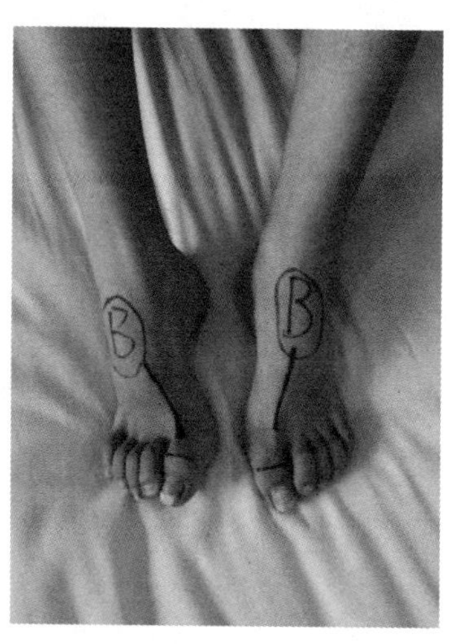

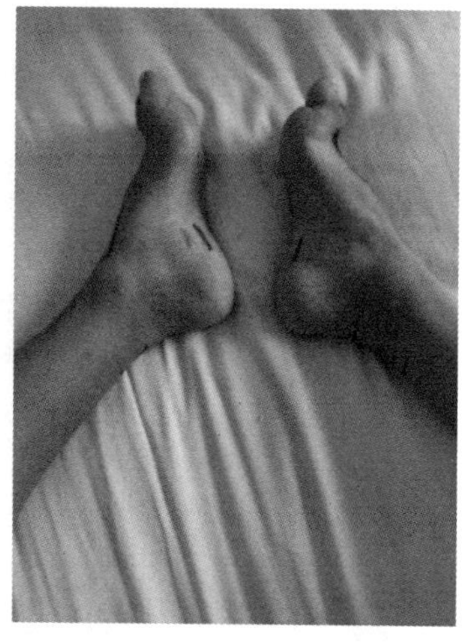

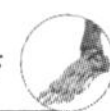

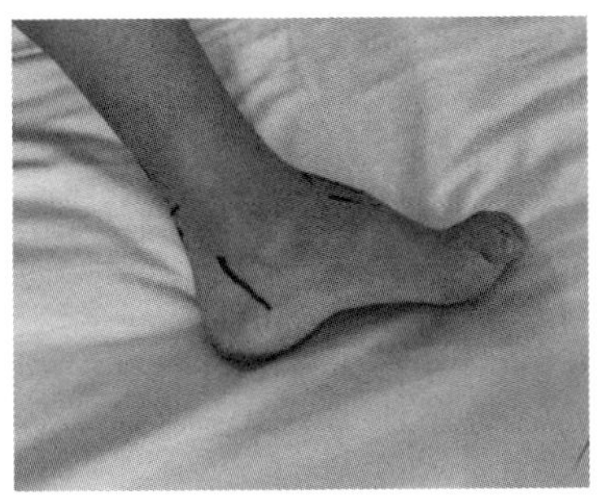

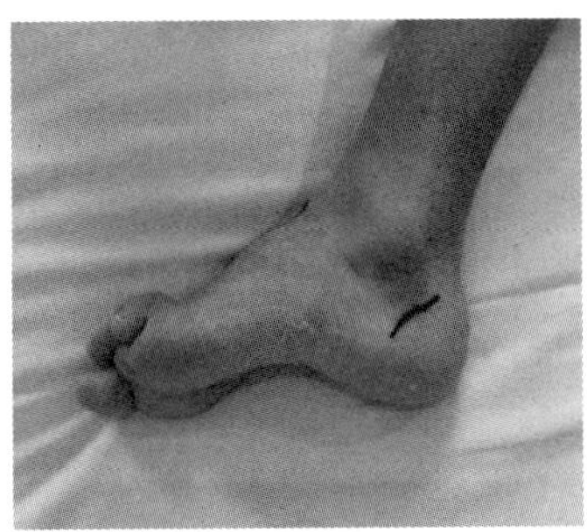

高弓足术后如下图所示：

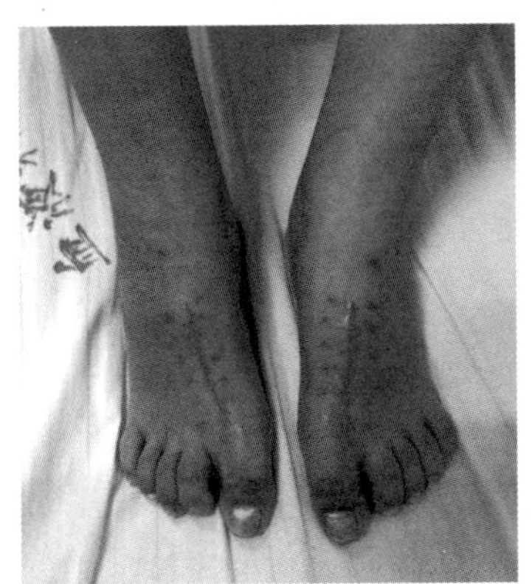

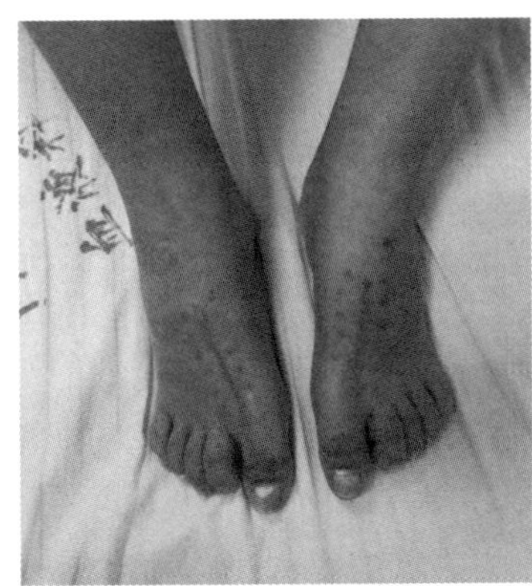

爪形趾畸形被矫正

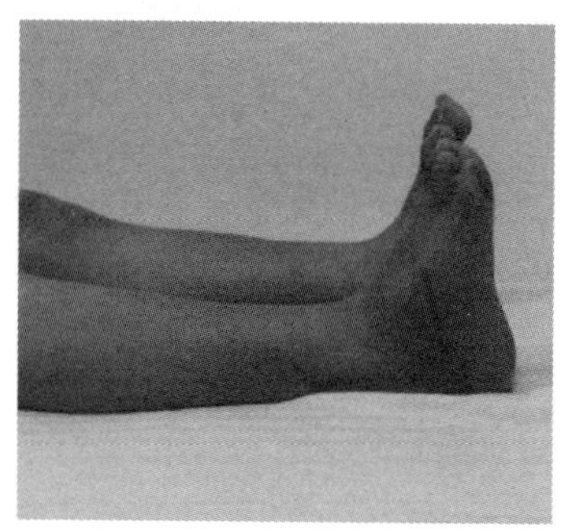
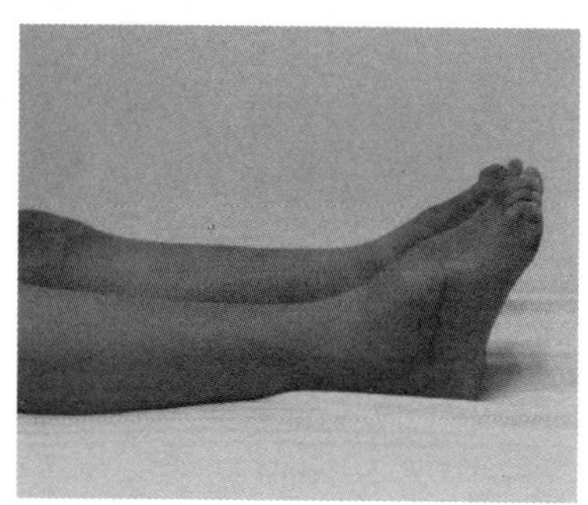

踝关节活动度提高

71. 手术治疗原则是什么?

高弓足的手术治疗的原则是“平衡肌力、矫正畸形”。手术主要针对畸形的矫正，让患者尽可能获得一个接近正常的足部形态以适应站立、行走的功能。

高弓足的病因是下肢肌力不平衡，所以治疗的关键之一就是平衡肌力，这就要进行一部分软组织手术，包括肌腱松解、肌腱移位和肌腱重建等；每个患者软组织的畸形差别很大，需要医生进行仔细的术前评估并制定手术方案。骨性畸形的矫正包括截骨或融合等方法，对于畸形程度较轻、关节没有损伤的患者可以考虑进行截骨矫形；而对于畸形程度大、关节面受损的患者，则可以考虑关节融合同时纠正畸形。

72. 哪些类型高弓足患者可以进行手术治疗?

（1）非手术治疗畸形矫治不满意或复发的患者和较大儿童未经矫治的患者。

（2）大部分早期未及时干预的患者。

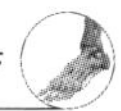

（3）创伤、烧伤等患者后期形成瘢痕性高弓足，造成功能障碍者。

（4）足弓较高且出现前足的胼胝疼痛、后足的疼痛，保守治疗不能缓解，严重影响日常生活的患者。

（5）高弓足已妨碍负重行走、穿鞋，或进行性加重的患者。

73. 针对马蹄高弓足的软组织松解手术有哪些？

常用的手术方式有：跖筋膜切断术、跟腱延长术、足内侧软组织松解术和胫后肌腱延长术等。

足内侧软组织松解术可以提升软组织受触诊检查的能力、增加关节活动度、调整姿势和提高功能；还可以改善术后瘢痕的活动性，从而改善关节活动度和功能。同样，筋膜鞘内的粘连也可能因直接的作用力而改变。

跖筋膜切断术示意图：

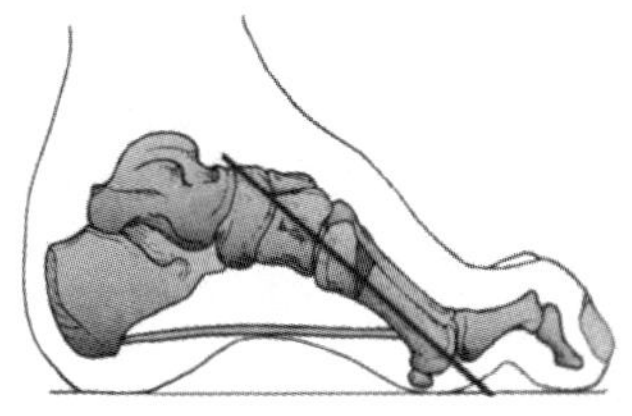

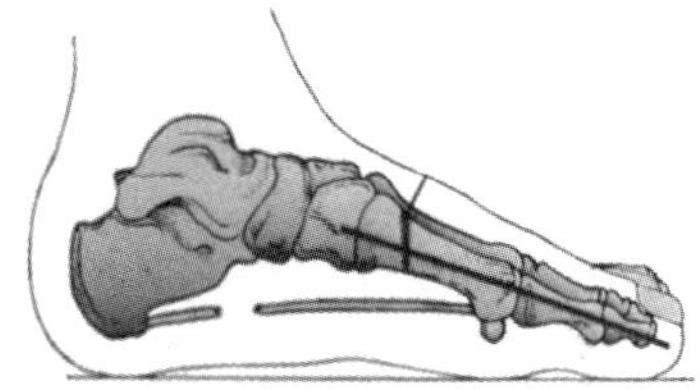

跟腱延长术示意图：

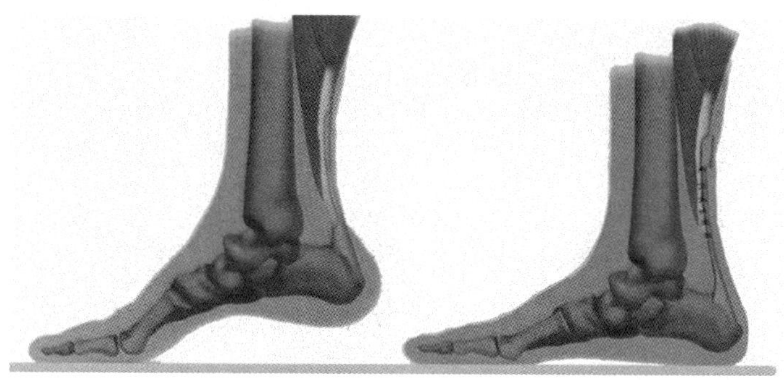

足内侧软组织松解术如图：

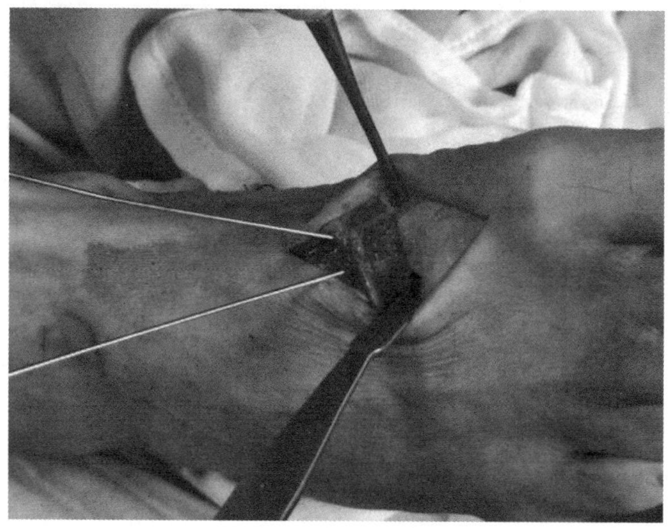

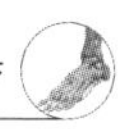

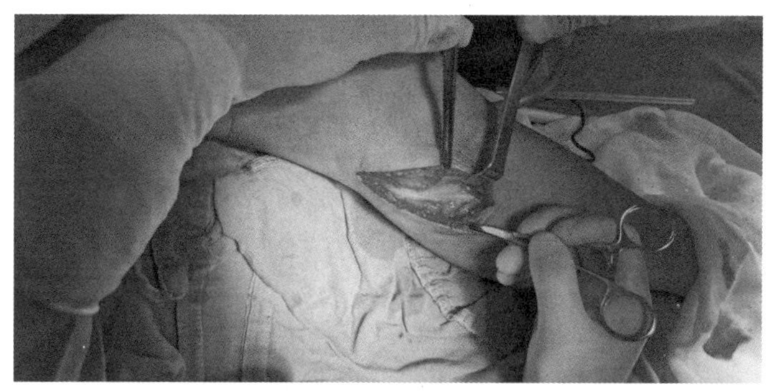

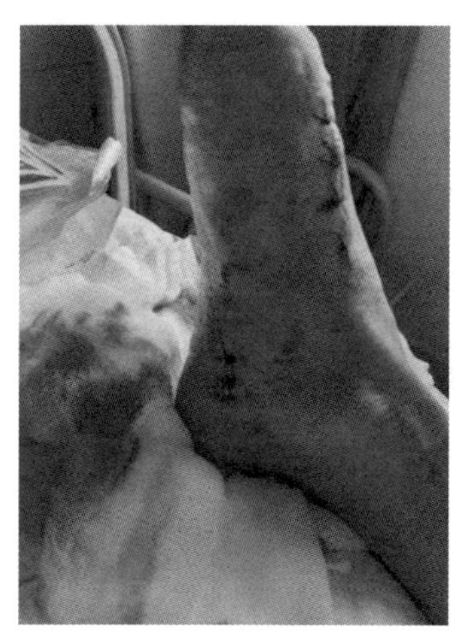

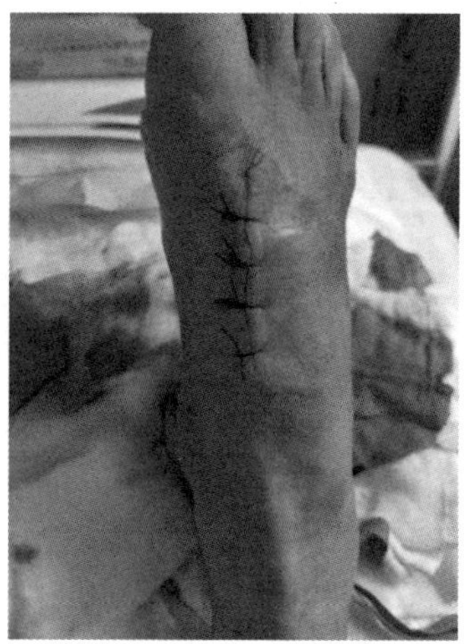

74. 什么是足三关节融合术？

足三关节融合术，被认为是一种恢复足形态和减少疼痛的挽救性手术。

足三关节融合术切除跟骰、跟距、距舟关节的关节面，通过内固定或外固定装置加压使截骨面紧密贴合，逐渐形成骨性愈合，达到关节融合的目的。该手术方式可以减轻患足的疼痛、做到三维矫正、恢复外形；但足的部分功能丧失，不能进行足的内翻或外翻。

足的畸形种类不同、程度不一，足三关节融合术的切骨程度及固定方法也不同，术前应充分研究，对不同畸形做不同手术方案，术中应根据发现的情况，随时调整，才能收到满意的效果。

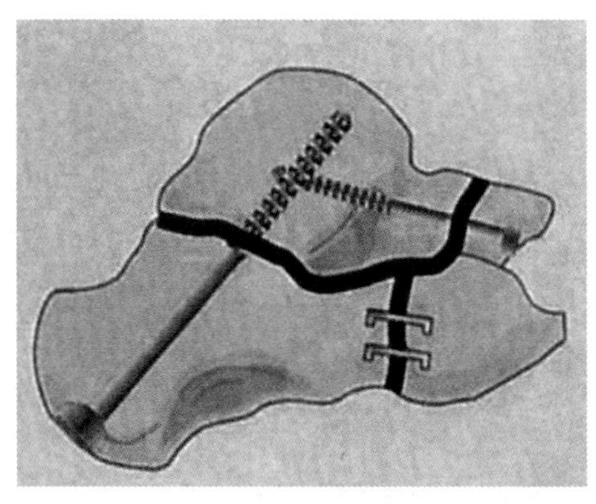

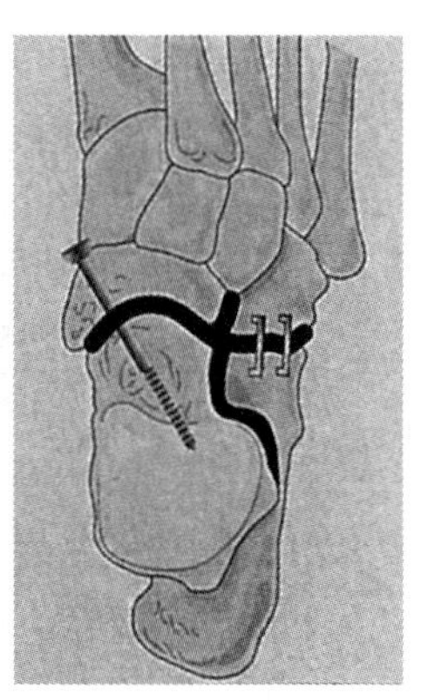

75. 足三关节融合术有哪些缺点?

（1）对于有血管疾病及术后患肢血供不足的患者不建议行此手术。

（2）足三关节融合术术时需要大量截骨，骨量的损失导致足的短缩，因此骨移植是必要的。

（3）位置不良的足三关节融合术可能会导致持续的疼痛和残疾、步态障碍、相邻关节过度紧张和鞋类问题。

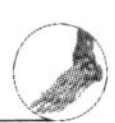

（4）虽然导致近端或远端关节退化，但95%的患者对该手术感到满意。

76. 足三关节融合术的固定方式有什么？

足三关节融合术的固定方式有内固定、外固定及两者联合固定3种方式。

内固定术是在切开复位后，采用金属螺钉、钢板、髓内针、钢丝或骨板等物直接在断骨内或外面将断骨连接固定起来的手术。

外固定术是用石膏、小夹板或外固定支架等直接在体外将复位后的骨折端进行固定的方法，可用于足踝矫形。外固定支架用来固定矫形后的高弓足。

77. 内固定术有什么优点？

（1）截骨后使用内固定装置，可使截骨面紧密贴合，达到解剖复位的标准，不会发生截骨面移位，是一种有效且牢靠的固定方式。

（2）通过将刚性内固定原理应用于足三关节融合术，保持复位并消除融合部位的运动，从而防止畸形和骨不连的复发。

（3）术后恢复快，直接内固定可以早期下床活动进行功能锻炼，减少肌肉萎缩，降低术后并发症的出现。

78. 内固定术有什么缺点？

（1）内固定装置植入步骤较复杂，切口较大，需不同程度地剥离骨膜及周围软组织，软组织损伤严重，出血量较多，所以术后发生皮肤坏死、感染的可能性大。

（2）一旦发生内固定的深部长期感染，骨髓炎发生的可能性很大。

（3）足三关节融合术需进行距骨关节面切除，对距骨的血供破坏严重，内固定术加剧了对距骨血供的破坏，因此术后发生距骨缺血性坏死的可能性增加。

（4）内固定术术时若达不到解剖复位，后足机械轴不对准可能会对踝关节产生异常磨损，最终导致退行性关节病。

79. 外固定的优点有什么？

（1）外固定装置于体外固定，术中切口较小、手术时间短、出血量较少。

（2）最大限度地减少软组织及骨膜损伤，缩短截骨面愈合时间，有利于患者早期进行功能锻炼。

（3）避免感染区域，降低了感染的风险和骨髓炎的发生率。

（4）外固定装置仅需几枚螺钉植入，极大地降低了机体对植入异物的排斥反应。

（5）螺钉拆除便捷，无须二次切开手术，减少花费；对于不能耐受或不愿接受二次手术及不能或不愿长期处于非负重状态的患者，使用外固定架固定能够提高患者接受度。

（6）术后外固定架可调，若出现足内翻或外翻，可及时调整外固定装置保持足的中立位，避免复发和畸形愈合。

80. 外固定的缺点是什么？

（1）外固定架较笨重，限制肢体功能。

（2）清洁伤口时需要花费更多时间和精力。

（3）容易出现钉道感染、皮肤感染。

（4）截骨面可出现延迟愈合及不愈合。

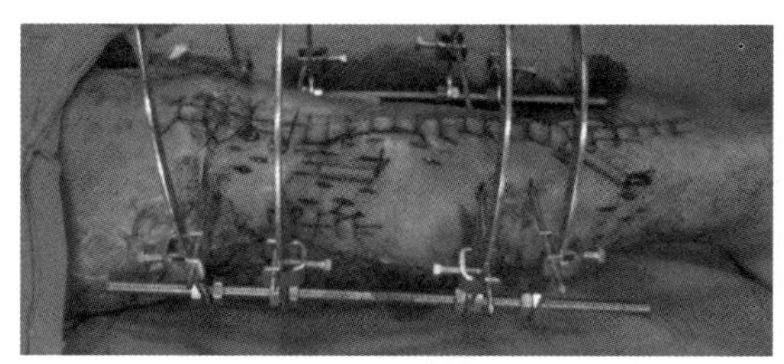

钉道感染

81. 哪些高弓足患者可以进行足三关节融合术的治疗？

（1）具有两个或两个以上的关节畸形。

（2）年龄≥16岁的畸形患者。年龄较小的患者会因为足部骨骺发育不全，进行融合的过程中会产生很严重的破坏性，对患者的发育产生一定的影响。

（3）伴有或不伴有僵硬的距下关节活动疼痛患者。

（4）对于踝关节功能良好但肌力不平衡的患者，可以有效地恢复患者的跖屈畸形，恢复足部正常标准，保持步态的稳定。

（5）高弓足患者如果有跟腱挛缩变短的情况，则需要在进行足三关节融合术的同时采用跟腱延长术。

（6）踝关节不稳定的患者不适宜做单纯的足三关节融合术，须加行踝关节融合术，否则术后会再发畸形。

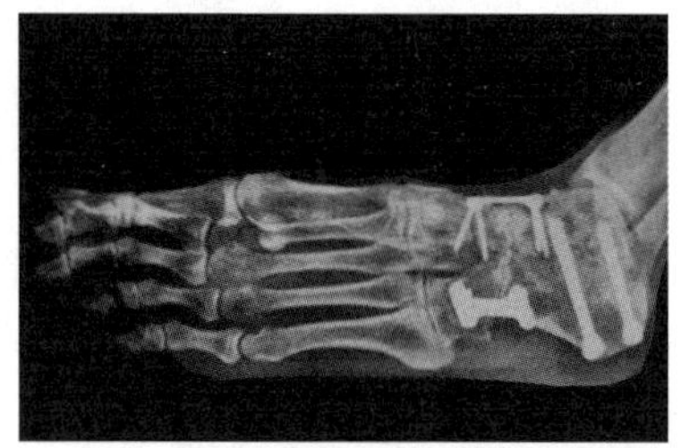

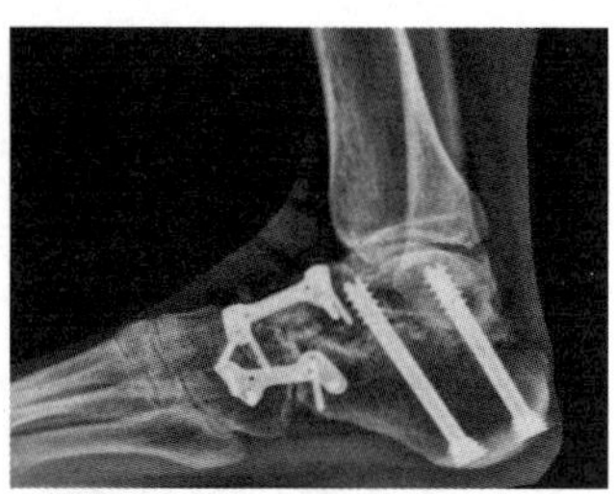

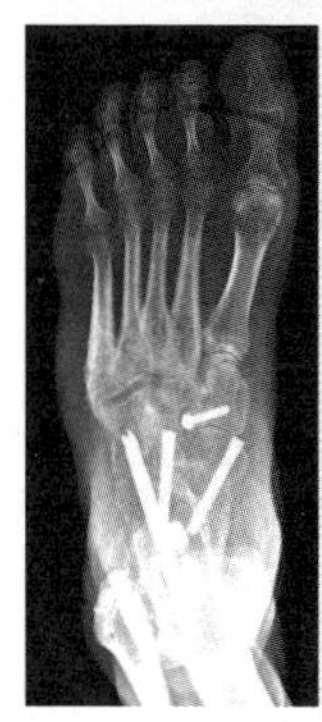

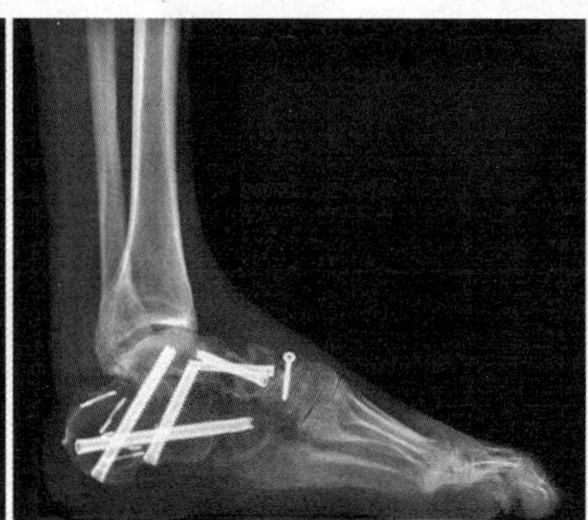

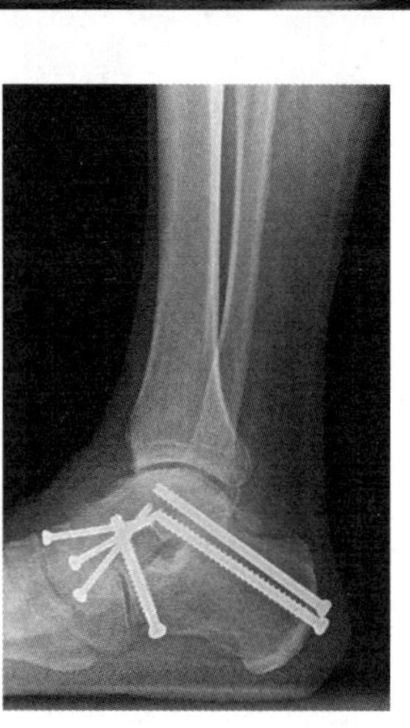

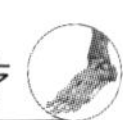

82. 足三关节融合术治疗前后需要注意什么？

（1）患者术前用温水泡足 3 日，清洁皮肤，并使皮肤变软，以利手术。

（2）术前拍摄足部 X 线片、三维 CT 等，便于医生正确设计骨的切除范围、切除部位与切骨的角度，选择合适的手术方式。

（3）术前采用 3D 打印技术打印 3D 模型，医生在实物上模拟手术，有利于降低手术风险，制订完善的手术计划。

（4）术前需要先纠正高弓畸形，长期足畸形会引起邻近骨与关节的继发畸形，若不被矫正，将影响足三关节融合术的效果。

（5）术中或术后需要施行辅助性的肌腱转移手术。对于肌力不平衡的患者，肌腱转移手术可以预防足三关节融合术后可能出现的再发畸形，如胫前肌瘫痪、足的跖屈、外翻、外展畸形等。

83. 足三关节融合术辅以软组织手术治疗有什么意义？

软组织手术包括跟腱延长术、肌腱转位术、跖筋膜切断术等。成人高弓足错过最佳治疗年龄，骨关节严重畸形，软组织常发生严重挛缩、僵硬，即使进行骨性矫形，仍不易获得良好的矫正效果，施行关节截骨矫形融合术时需要辅以软组织手术治疗，方能有效恢复足弓的三点负重关系，稳定患者的足关节，完善足部功能，使患足保持一个完美的外观，稳定步态，取得可靠的治疗效果。

足三关节融合手术在日常的外科手术中都会使用到，主要融合了距下关节、跟骰关节及距舟关节，能够有效矫正足内翻、外翻、下垂等畸形，使其恢复到正常标准，保持一个正常的足弓形态。

跟腱延长术示例：

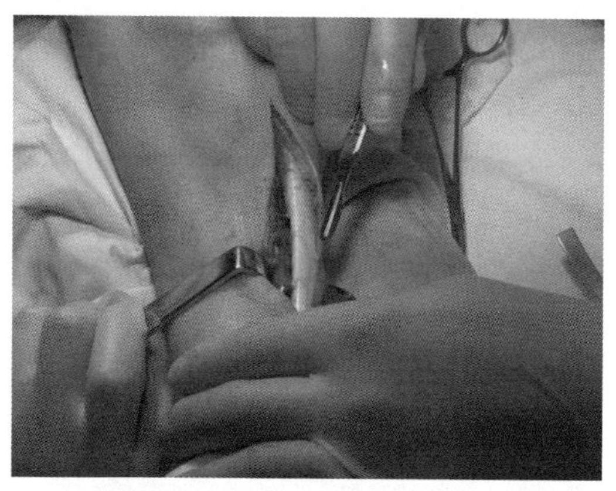

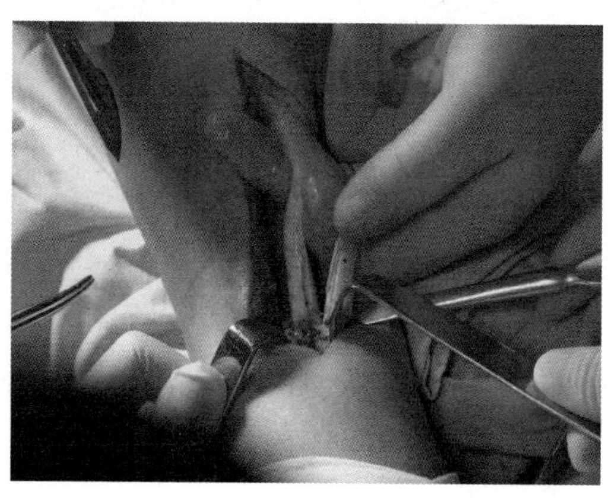

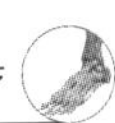

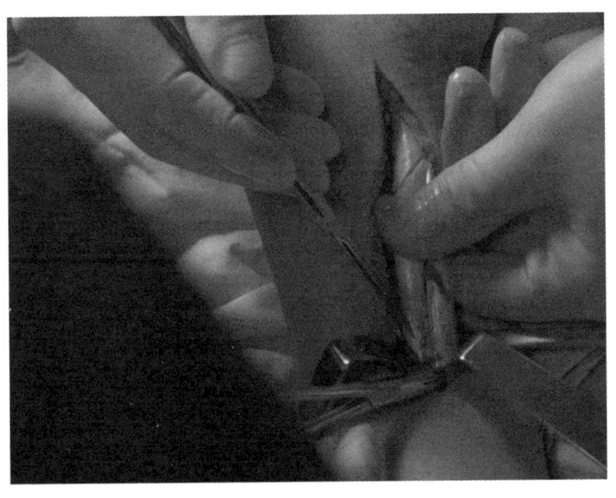

跖筋膜切断术 + 截骨矫形融合术示意图：

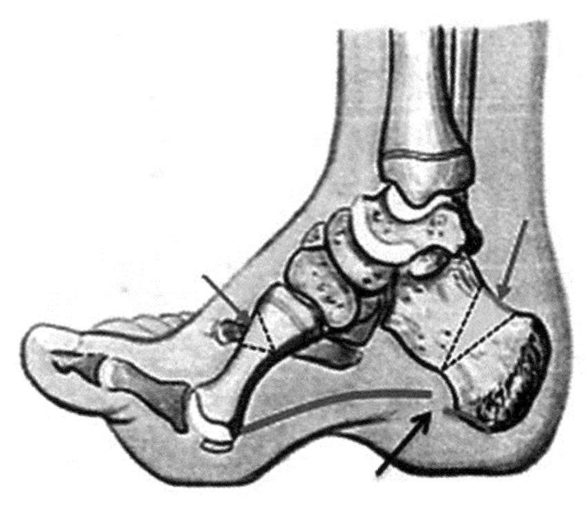

84. 什么是 Ilizarov 技术?

Ilizarov 技术，即牵拉成骨技术或牵拉组织再生技术，主要运用张力 – 应力法则，是苏联骨科医生伊里扎洛夫（Gavriil A. Ilizarov）最早发明报告的技术。

20 世纪 50 年代，伊里扎洛夫经过大量的动物实验研究和临床经验，发现人的骨骼就像人体的上皮组织和结缔组织一样，具有很强的再生能力和可塑性，只要掌握其发育和生长规律并运用一定的医疗手段，利用外固定器，即 Ilizarov 环形支架，在骨断端的两侧进行持续牵引，就可以使骨骼按照医生的意愿延长和缩短，并且骨周围软组织也会同步得到牵引而发生相应生物学改变，保证了骨愈合与功能恢复齐头并进。

Ilizarov 牵拉成骨学说被国际骨科界誉为骨科发展史上的里程碑，逐步传遍世界各地，并进一步得到完善和发展。

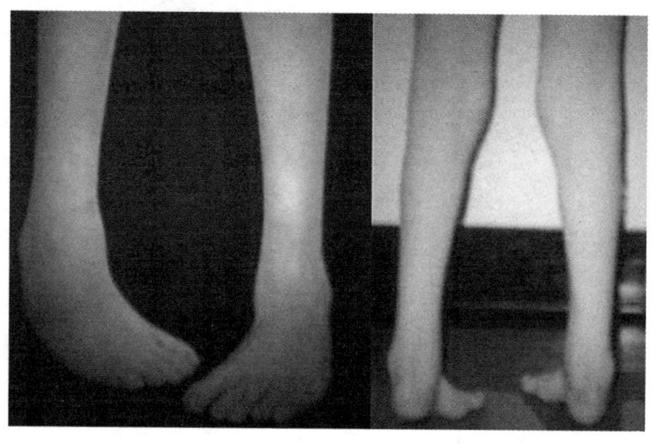

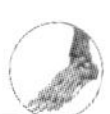

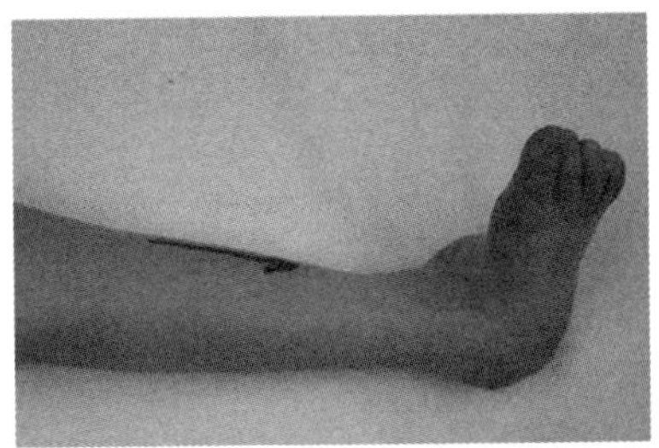
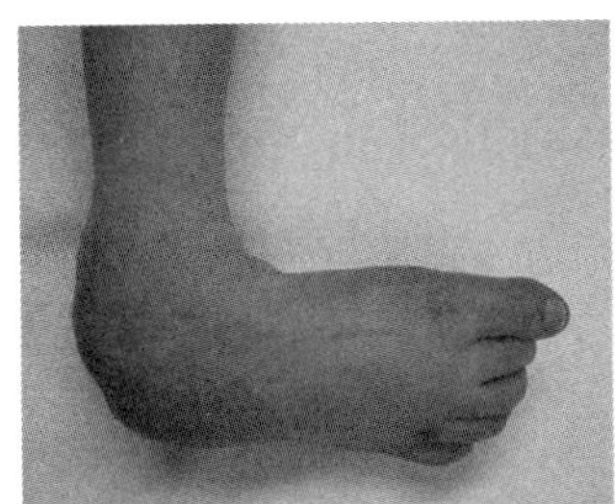

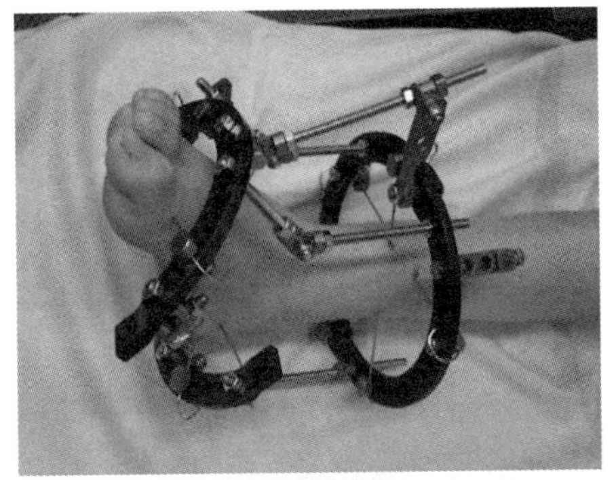
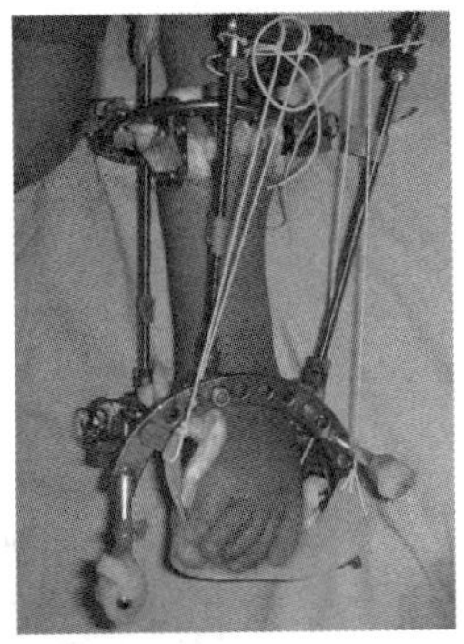

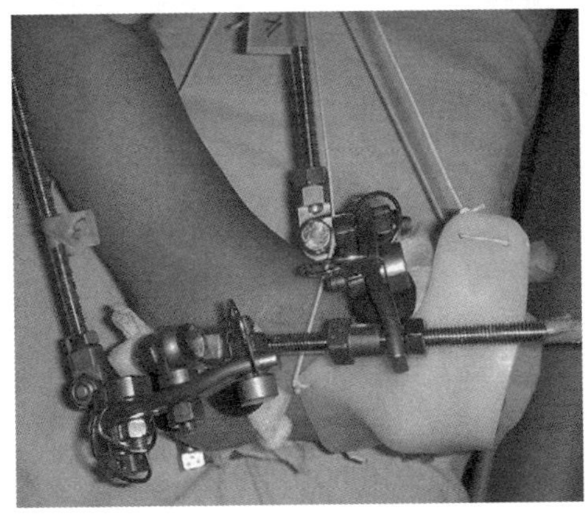

85. Ilizarov 技术有什么优点？

（1）Ilizarov 技术在实施穿针接骨外固定时，均不做切开复位。

（2）不剥离骨周软组织与骨膜、不侵犯髓腔，对骨内外血运干扰极少，保障骨的按期愈合，加快骨的愈合。

（3）针对严重的马蹄高弓足，利用 Ilizarov 技术进行缓慢矫形，牵引骨与组织再生组织达到矫形目的，能够恢复足的正常外形。

（4）Ilizarov 技术无须截骨或仅有限截骨，减少骨量丢失，保留了足的长度，创伤小，保护了软组织，有利于术后恢复。

目前，尚未发现 Ilizarov 技术有明显的缺点。

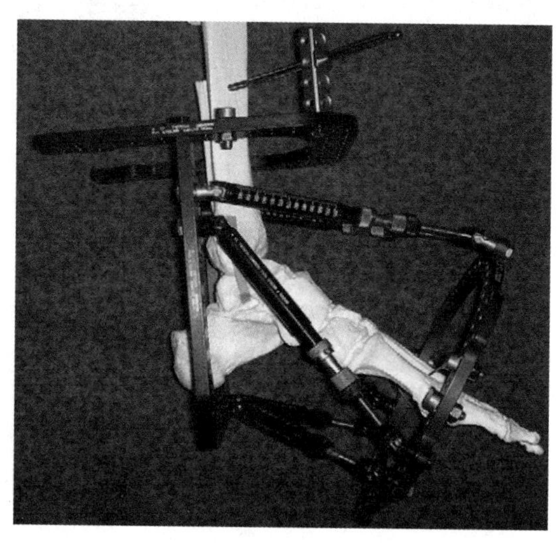

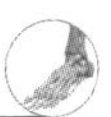

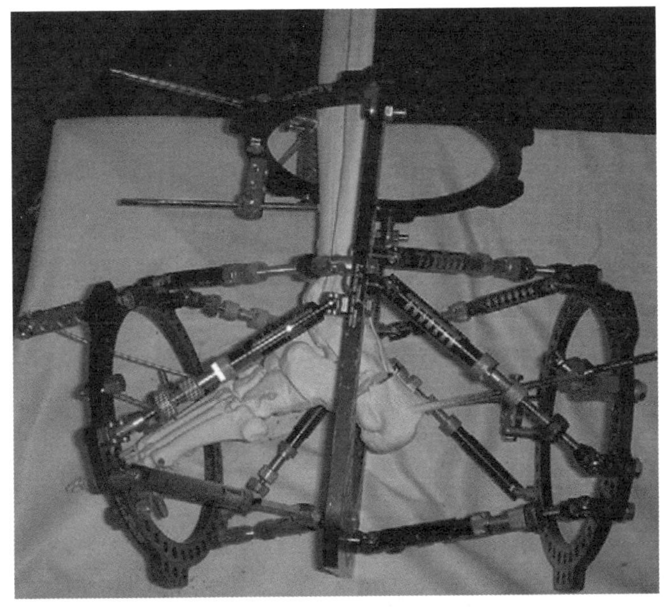

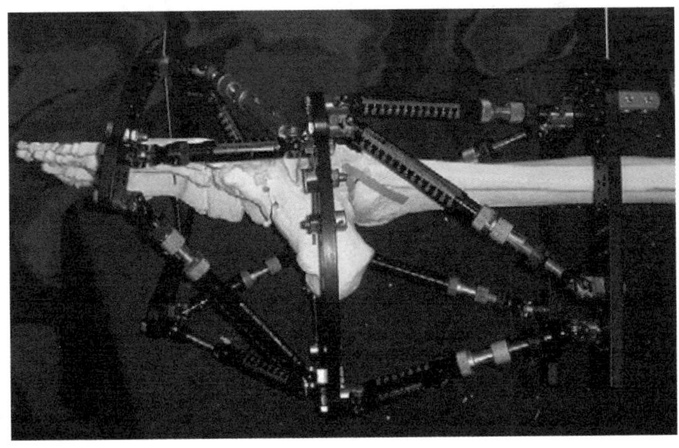

86. 高弓足术后多久能走路?

不同的高弓足患者需要不同的手术治疗方式，术后下地行走锻炼恢复至正常行走的时间也会不同。

一般足内侧软组织松解术术后 1 ～ 2 个月创面逐步愈合，此时就需要开始进行适当的康复锻炼，之后逐步试着下地行走。

若是在截骨矫形融合术术后，因骨组织愈合时间大约是 3 ～ 6 个月，患者下地活动时间需要更长的时间。一般在术后 3 个月开始屈伸功能锻炼，避免矫正后错过最佳康复时间从而导致高弓足复发。总的来说，患者术后恢复时间至少需要半年时间。

七、高弓足术后并发症

87. 婴幼儿先天性马蹄内翻高弓足术后有哪些不良症状?

（1）伤口愈合不良：因畸形足的内缘皮肤均较紧缩，且此区域皮肤营养条件差，有时会出现伤口愈合不良的情况。

（2）术后石膏滑脱：足部发育小、第1跖骨短和小腿肥胖的患儿，易发生石膏滑脱。

（3）矫正不彻底：要达到疗效满意，术中对各种畸形解剖须彻底矫正，术后要保持矫正位，在生长过程中需要进一步塑形。

（4）矫枉过正和平足：彻底松懈可能产生严重平足，因此矫正稍稍不足要比矫枉过正好些。

（5）跖内收和腓肠肌力弱：多见于足跟外翻矫枉过正的患儿，临床见于斜脚畸形。

（6）形成空凹足：多见于跖筋膜切断术或跟腱切断术。

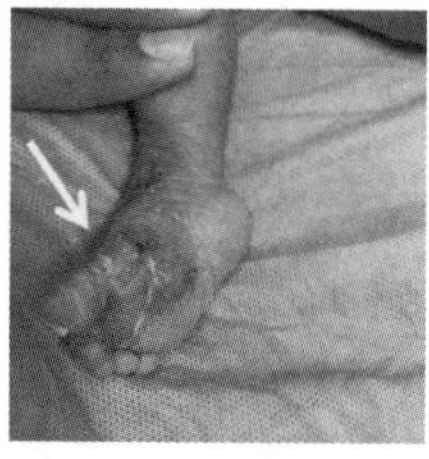

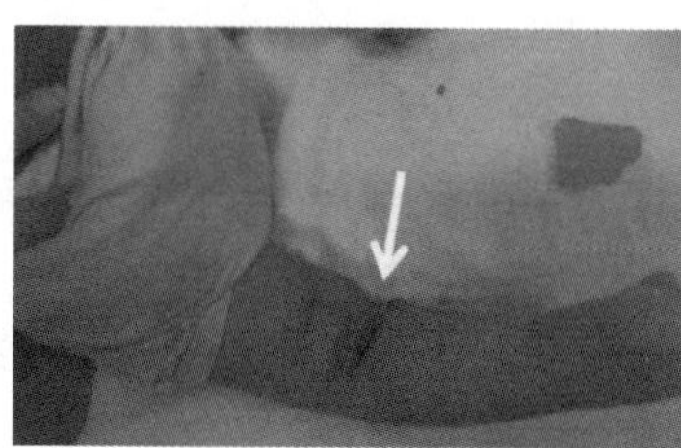

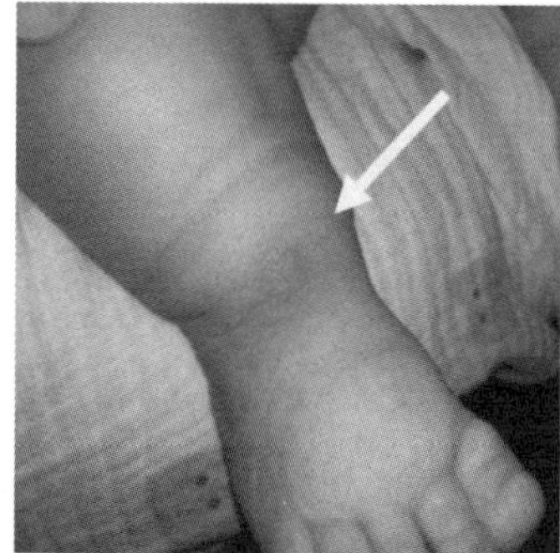

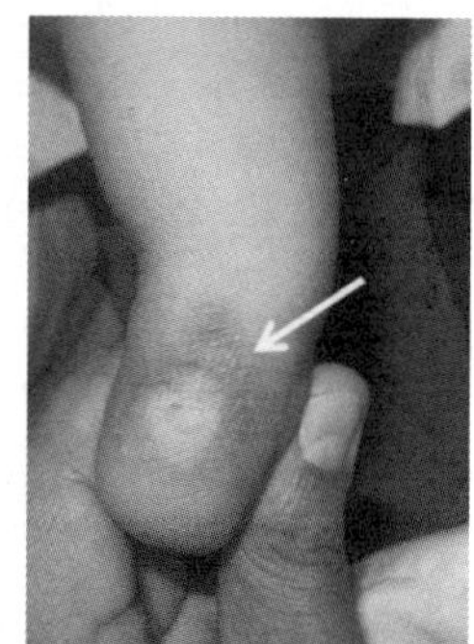

Ponseti 方法石膏固定后压疮

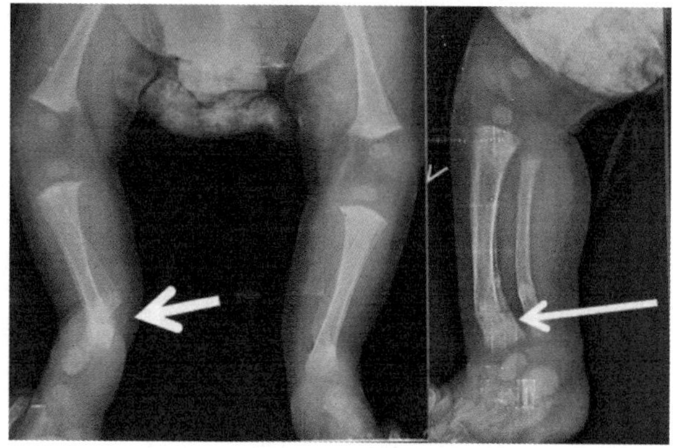

Ponseti 方法治疗期间胫骨远端骨折

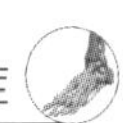

88. 成人高弓足术后可出现哪些并发症?

(1)软组织手术后，并发症可包括伤口感染、肌腱粘连、功能影响。

(2)骨性手术需要进行截骨，可能出现骨组织板不增长、骨折不愈合或畸形愈合、高弓足复发等情况。

(3)足三关节融合术后并发症：①早期并发症有皮肤坏死、伤口感染和神经血管损伤等；②骨不连，最常见的骨不连部位发生在距下关节；③假关节形成，尤其是距舟关节；④术后畸形复发、踝关节退行性关节炎、足底胼胝及压迫性溃疡、疼痛、小足畸形、畸形矫正不足或矫枉过正等。

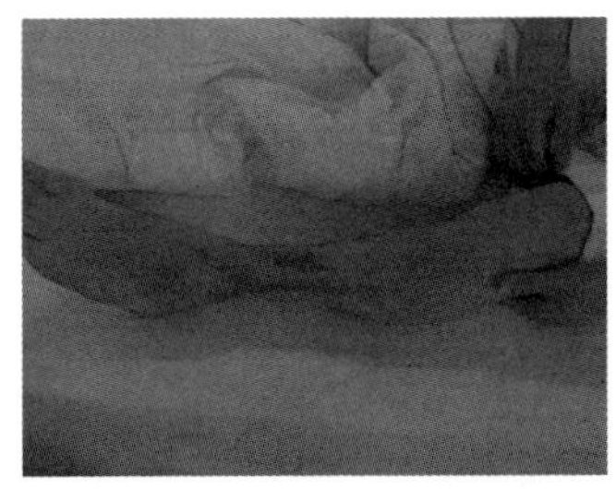

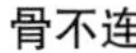

骨不连

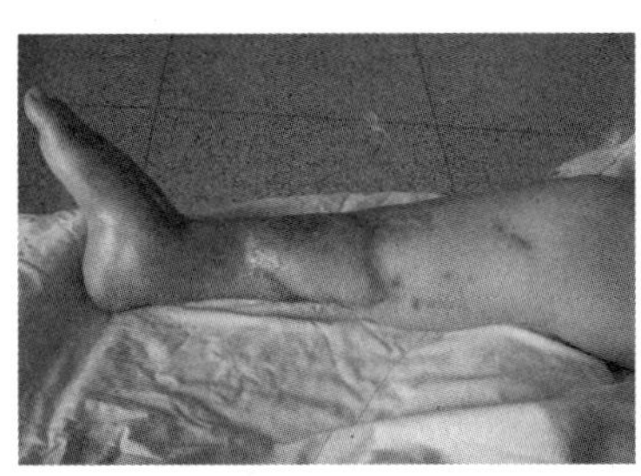

骨髓炎

89. Ilizarov 技术的并发症和防治方法有哪些?

目前并未发现 Ilizarov 技术有明显的缺点。若发生严重的并发症，则主要原因是医生没有全面理解 Ilizarov 技术的原理，没有很好地掌握该技术的应用规范和术后管理程序，常见并发症有：

（1）神经血管损伤：只要仔细操作，熟悉解剖关系，通常可以避免；但主要血管损伤导致足坏死引起的截肢也曾出现。

（2）钉道感染，固定针松动：主要见于软组织丰厚处或皮肤与钉道之间易于滑动的部位，系机械性或快速钢针旋转热力损伤所致，少数并发蜂窝组织炎、局限性脓肿；对针孔进行局部清洗换药，口服抗生素，多不会引起严重的深部感染及骨感染，只有少数需要更换钉道。

（3）肢体肿胀：可能与手术创伤大、引流不畅、钢针压迫血管和体位有关，可以通过休息、减少运动量和应用脱水药物治疗。

（4）外固定引起的疼痛：应检查并消除引起疼痛的原因，如皮肤、神经牵拉过度，对症治疗。达到治疗要求后尽早拆除外固定架。

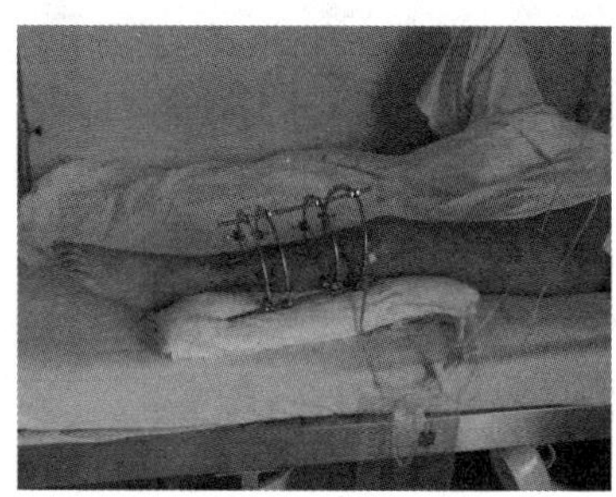

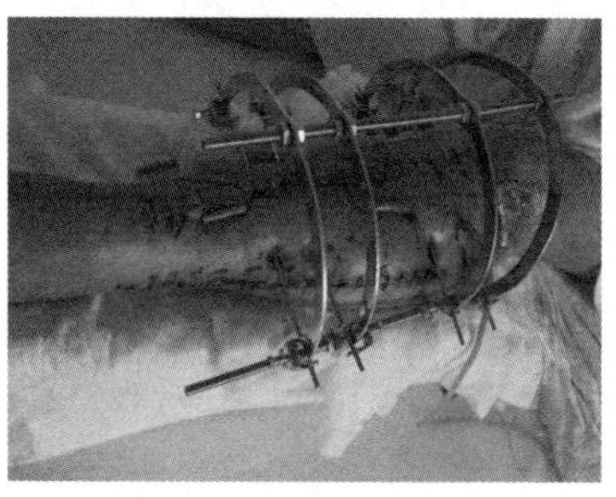

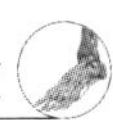

90. 钉道感染有什么危害?

钉道感染是外固定支架应用过程中最常见的并发症。采用外固定支架治疗的患者中，钉道感染的发生率甚至超过了50%，其中约 1% 的患者发生了严重的钉道感染。

钉道感染仅局限于皮肤表面时，往往不需要过多干预；若细菌侵入深层软组织或骨组织，则会引起固定针松动，导致骨折复位失败，严重者甚至出现慢性骨髓炎。

下图：钉道感染导致红肿。

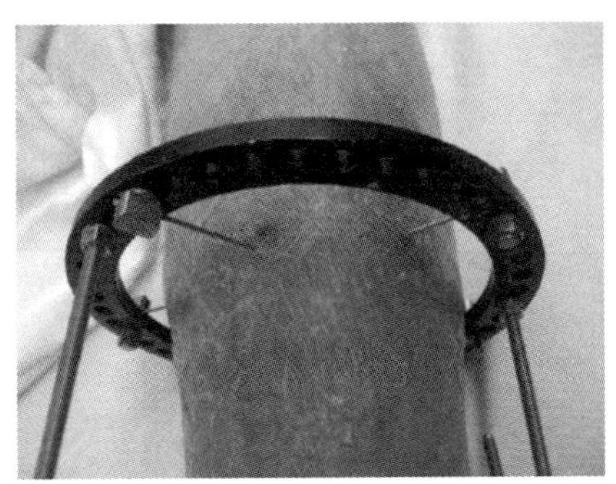

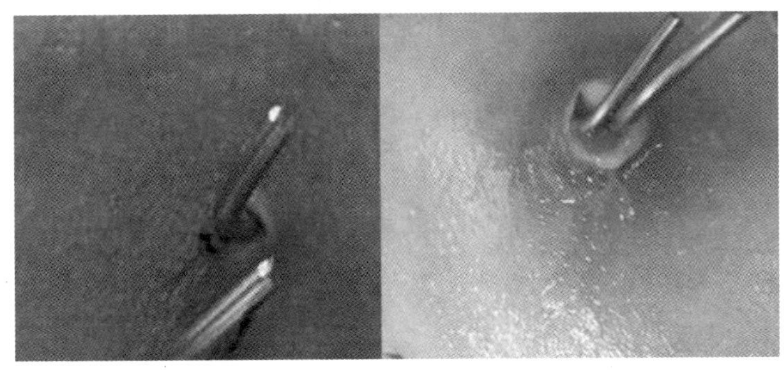

91. 发生钉道感染的原因有什么？

（1）手术操作不当，固定针松动。安装外固定支架时，一定要按复位、穿针、上外固定支架的顺序进行，如果先穿针再复位，则导致固定针和骨界面应力增大，固定针和软组织防御机能减弱，从而导致松动和感染的机会增加。

（2）急性骨感染。

（3）穿针周围液体积聚等。

（4）与固定时间长短有关，固定时间越长，感染率越高。

（5）伴有营养不良、糖尿病及免疫功能低下的内科疾病患者，皮肤和穿针孔处发生细菌感染的概率增大。

八、高弓足的康复和护理

92. 先天性马蹄内翻高弓足该如何护理?

新生儿先天性马蹄内翻高弓足的治疗和护理在孩子、父母和医生的互相配合下，是完全有可能被治愈的。

（1）配合治疗

新生儿在治疗过程中可能出现哭闹、不愿意配合的情况，此时不能心软迁就，也不能因为初见成效就对后续的治疗放松，父母一定要积极配合医生的治疗方式直到患儿彻底痊愈。

（2）辅助运动

新生儿腿部的肌肉和骨骼都未定型，是矫正的最佳时期，辅助治疗运动可以调整新生儿腿部肌肉和骨骼，达到矫正畸形的目的。建议家长去专业的复健中心学习，正确引导辅助运动。

（3）理疗

理疗通过刺激腿部的穴位，促进腿部肌肉发育、加强矫正畸形疗效的效果。理疗还可以对进行过康复运动的腿部起到放松的作用，劳逸结合，使畸形矫正疗效更佳。需要注意的是，不能过分依赖理疗。

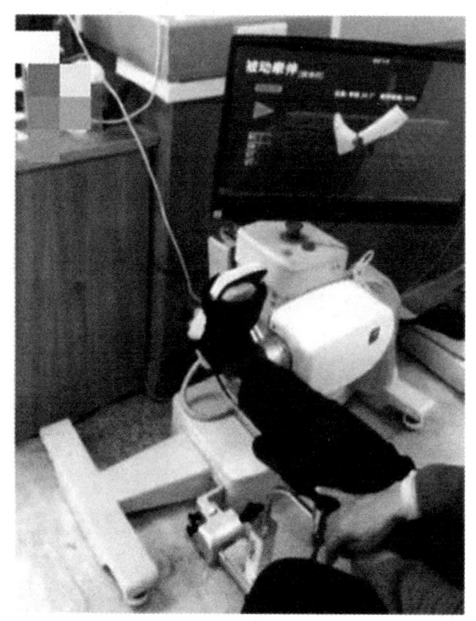

93. 术后切口感染如何护理？

（1）用碘附消毒，并定期更换局部敷料。

（2）出现明显的发红、肿胀、发热和疼痛等症状时，可以通过口服或输注消炎药治疗。

（3）保持切口清洁卫生，避免接触水，减少活动，尽量休息，一般两天内可改善感染。

（4）口服对伤口感染病菌敏感的抗生素，严重感染需采用静脉输注抗生素的方法来进行治疗。

（5）术后伤口的严重感染需要彻底清创，局部涂抹抗生素，如红霉素软膏、莫匹罗星软膏。

 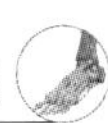

感染的切口，如下图所示：

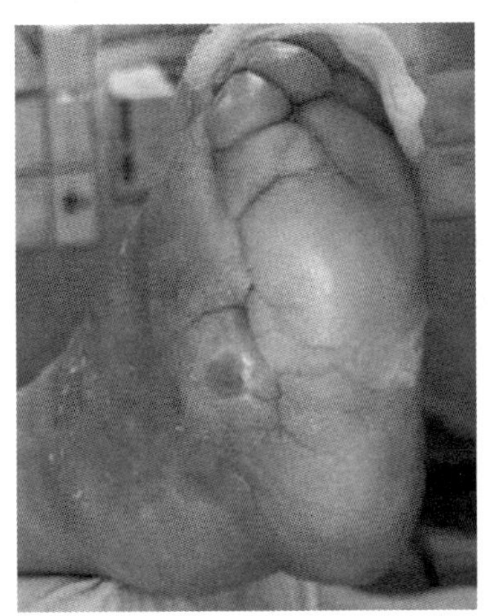

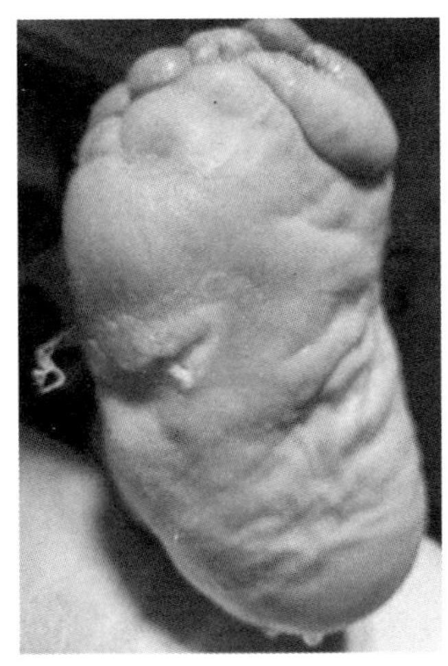

94. 外固定支架钉道感染如何进行护理?

（1）当出现钉道感染的症状后，应抬高患肢并制动，停止关节功能锻炼。骨损伤处不稳会加重局部感染，保持下肢稳定是非常重要的。

（2）创面出现分泌物后立即取分泌物做细菌培养和药敏试验。钉道感染的分泌物一般会顺固定针引流出体外，如果固定针没有明显松脱，应待感染控制后再行处理或骨折愈合后再行拆除。

（3）有些较严重的感染病例通过上述治疗未能有效控制甚至感染扩散，需拆除固定针、切开脓肿充分引流、彻底清创钉道周围坏死组织、对钉道进行扩创，防止脓性渗出物流入骨髓腔造成急慢性骨髓炎的发生。结合药物敏感性进行抗菌药物治疗可以大大提高治疗效果，一般选用万古霉素。

经过上述治疗大多数感染可以治愈。症状仍不能控制或形成慢性骨髓炎者，需就医进一步治疗。

95. 什么是高压氧治疗?

1960 年，荷兰学者 Boerema 发表论文《无血的生命》，引起世界轰动，成为高压氧医学发展史上的一个里程碑，内容是猪在几乎无血的情况下，在高压氧舱内成功存活 45 分钟的过程。那么，高压氧舱如何维持无血的生命呢?

氧是维持生命的最重要的能源，在血液内存在两种形式，包括结合氧（与血红蛋白结合的氧）和物理溶解氧（溶解在血浆中的氧）。《无血的生命》中无血指的就是猪的血液被生理盐水、胶体等不包括血红蛋白的液体所替代，所以猪的体内不存在结合氧。正常情况下，体内氧的存在形式大部分是结合氧，只有很少量是物理溶解氧，人体组织利用的氧主要来自结合氧；在高压氧的治疗下，物理溶解氧量增高，且增高的值完全可以满足机体组织代谢的需要，结合氧的作用变得不那么重要，因此增加了猪在无血条件下的存活时间。

在现代临床应用中，高压氧治疗对许多疾病都有显著疗效，几乎涉及所有临床学科。通过将患者置于高压氧舱内，吸入高于 1 个大气压的纯氧来治疗疾病，患者在高压氧舱内可以坐在座位上，也可以躺在平床上接受治疗。

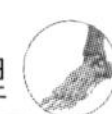

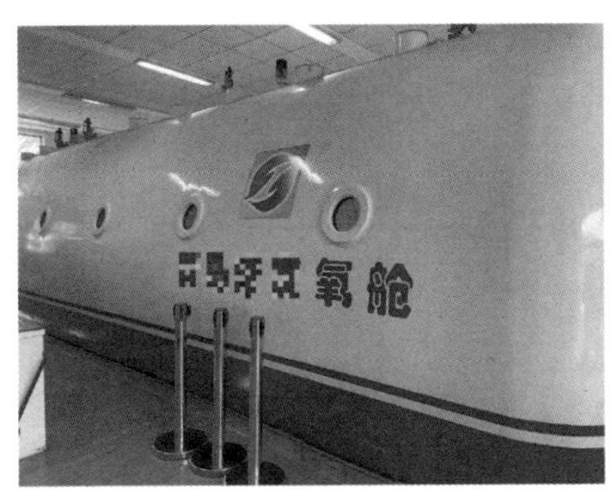

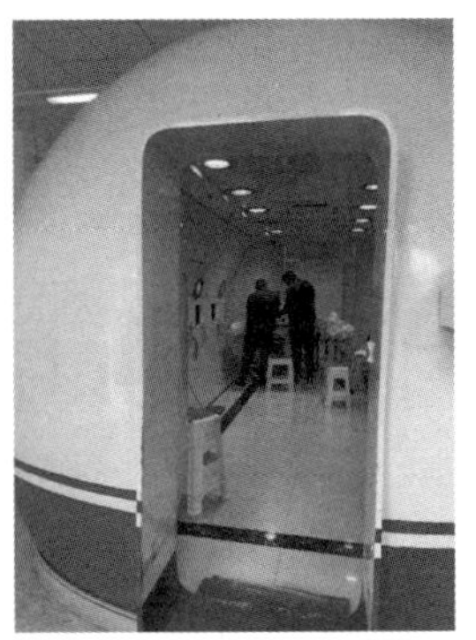

96. 高压氧治疗对高弓足恢复有什么好处？

高弓足患者术后有时出现患足肿胀、血供差导致的愈后不良、神经损伤、软组织破坏严重、骨不连、骨缺损等并发症。高压氧治疗可促进高弓足术后恢复。

（1）调节炎症系统、抑制炎症发展、促进血管生成、改善局部血液循环、促进组织中干细胞募集，从而加速组织再生。

（2）增加成骨细胞的活性、增强成骨细胞的增殖分化及成骨能力、加快骨小梁生成、促进骨缺损的愈合，并通过增加血管生成、促进血液循环、改善骨断端的血运情况，实现骨组织的修复。

（3）高压氧治疗对肌力的改善也令人满意，通过为运动神经提供高浓度氧，使其再次正常支配萎缩的肌肉，改善肌肉力量。

97. 高弓足患者行高压氧治疗时需要注意哪些禁忌证?

（1）对于一些急性病患者，须在专科医生的判断下决定是否采取高压氧治疗。

（2）未经处理的气胸是高压氧治疗的绝对禁忌证。

（3）相对禁忌证主要包括：重症上呼吸道感染、重度肺气肿、支气管扩张症、肺大疱、心脏Ⅱ度以上房室传导阻滞、血压过高、早期妊娠（3 个月内）等。

无论如何，能否进行高压氧治疗，均需要经专科医生诊断后，才可进一步确定。

98. 进入高压氧舱治疗安全吗?

高压氧舱为大型空气加压舱，压缩介质为压缩空气，氧气浓度基本接近正常空气中的浓度，当患者戴面罩进行氧气呼吸时，氧气与空气隔绝，避免了以往纯氧舱易发生火灾、爆炸的可能，因此高压氧舱的环境是非常安全的。

在高压氧治疗过程中进行规范的操作，大部分患者不会产生任何副作用，且治疗效果是非常明显的。

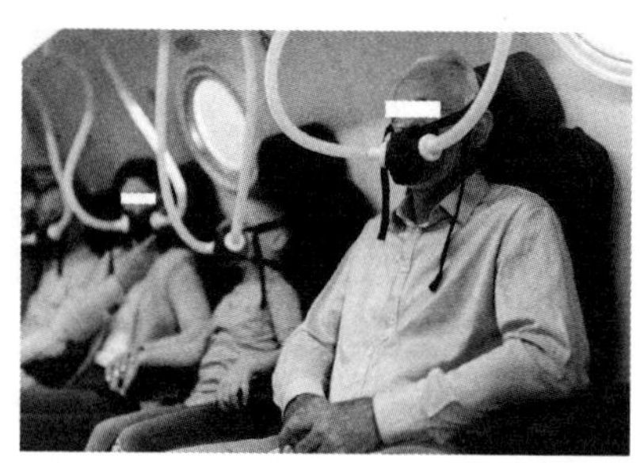

高压氧治疗

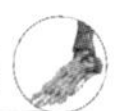

99. 进行高压氧治疗前需要注意什么?

（1）高压氧治疗时间较长，大约 105 分钟，患者进舱前可正常进食以提供机体所需能量，避免空腹。

（2）直到治疗结束时高压氧舱门才能开启，整个治疗过程中患者都无法出舱，因此患者在进舱前应排空大小便。

（3）整个治疗过程可分为 3 个阶段，即加压阶段、稳压吸氧阶段、减压阶段。

由于人体中耳鼓室内外压差的存在，在起始加压阶段，患者及陪舱人员必须按照医护人员要求做吞咽或捏鼻鼓气等动作以平衡中耳内外的压差，以避免鼓膜受压。

100. 什么是红外线疗法?

红外线疗法，即利用红外线治病的理疗方法。红外线被人体组织吸收后主要引起温热反应，故亦称“热射线”。其作用如下。

红外线治疗仪：

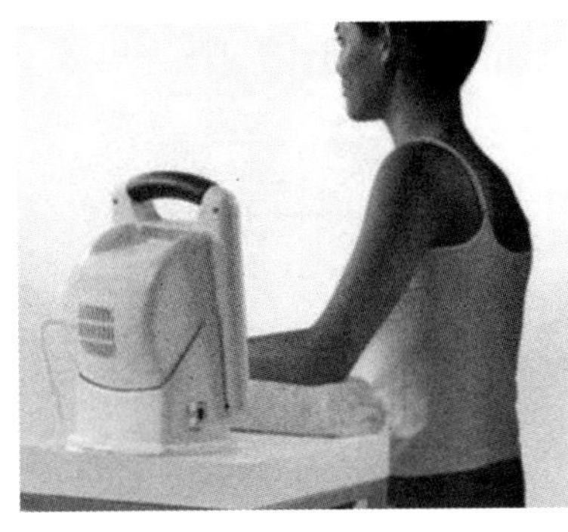

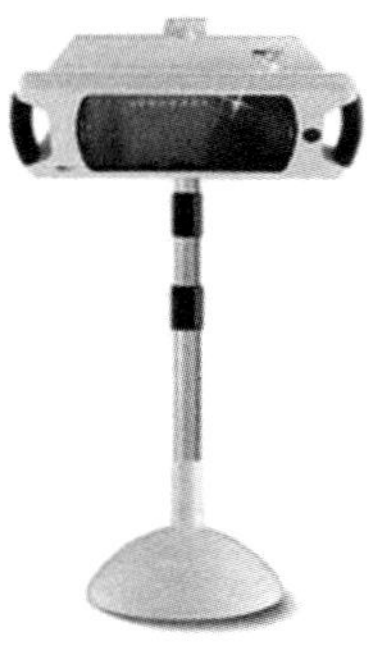

（1）改善血液循环，提高组织活力及再生能力。高弓足患者术后难以短时间内拆除外固定支架，支架与皮肤长期发生摩擦，造成皮肤、皮下组织、血管及周围神经的损伤，导致肢体局部血液循环障碍、肢体发凉的症状。通过红外线理疗，对局部进行加热，毛细血管扩张、血流加快、物质代谢增强，极大提高组织细胞的活力及再生能力。

（2）具有杀菌、抗感染的作用。外固定支架造成的损伤可能伴随皮肤破溃、局部疼痛，延长骨质愈合时间，红外线局部照射能杀灭细菌并分离坏死组织，促进血液循环，保持创面干燥，促进炎症消散，进而减少创面渗出，加快伤口愈合。

（3）具有镇痛、解除肌肉痉挛、促进神经功能恢复的作用。

（4）促进瘢痕软化，减轻瘢痕挛缩。由于烧伤后高弓足患者瘢痕挛缩较为严重，术后恢复难度增强，红外线理疗可以促进组织肿胀和血肿消散、减轻术后粘连，促进瘢痕组织的软化，减轻瘢痕挛缩。

下图：红外线治疗瘢痕前后效果对比图。

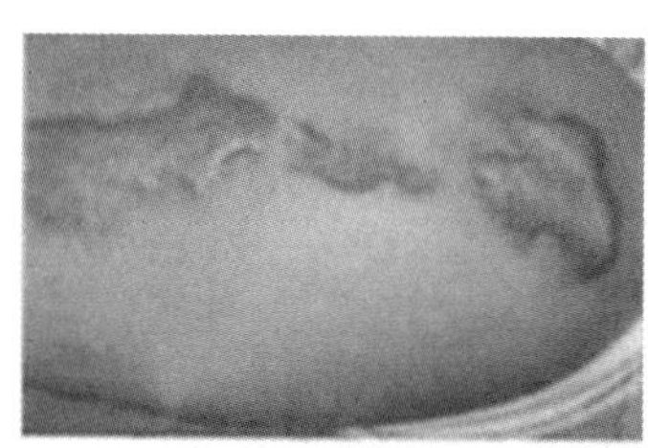

治疗前

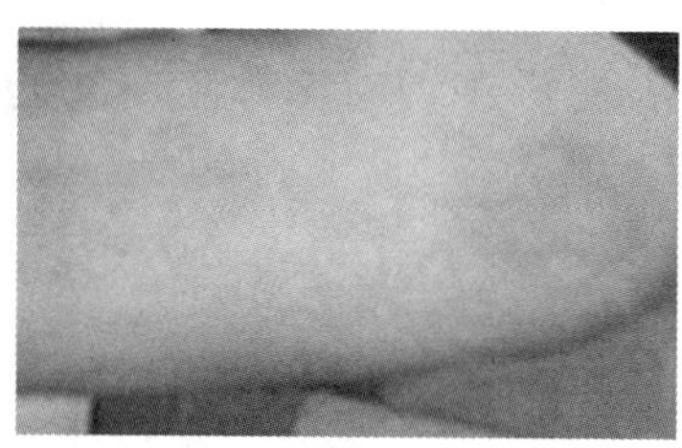

治疗后

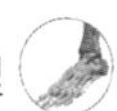

101. 进行红外线疗法时需要注意什么?

（1）治疗时患者不得移动体位，以防止烫伤。

（2）照射过程中如有感觉过热、心慌、头晕等反应时，需立即告知工作人员。

（3）照射部位接近眼或光线可射及眼时，应用纱布遮盖双眼。

（4）患部有温热感觉障碍或照射新鲜的瘢痕部位、植皮部位时，应用小剂量，并密切观察患者的局部反应，以免发生灼伤。

（5）血液循环障碍部位、较明显的毛细血管或血管扩张部位一般不用红外线照射。

九、高弓足的预防

102. 如何预防高弓足术后的并发症?

（1）术前应充分评估畸形情况：柔软型还是僵硬型畸形；评估皮肤软组织和神经血管的情况，有必要时可进行血管造影检查，以免在术后出现伤口并发症或组织、肢体坏死。

（2）及时评估治疗情况：手术治疗的患者在术后早期，一定要定期去门诊复查，及时评估术后情况；密切地观察病情，减少各种并发症的发生概率。

（3）根据病情制定治疗方案：对于不同畸形，要充分了解畸形发生的原因，评估病情的严重程度。根据病因、病情制定个体化的治疗方案，以此减低治疗风险。

103. 先天性马蹄内翻高弓足治疗好后为什么会复发?

先天性马蹄内翻高弓足经治疗后出现复发，最早的表现是足内收，足内侧皮纹加深，足跟不着地，随着复发加重，马蹄、内翻畸形逐渐明显，马蹄足的马蹄、高弓、内收、内翻畸形均再次出现，若不治疗甚至会出现骨性畸形。

其主要原因是引起马蹄内翻高弓足的病理因素持续存在

及肌肉力量不平衡等，随着年龄增长骨骼发育，肌肉、韧带、肌腱发育相对慢，出现肌肉挛缩，畸形复发；次要原因是未按要求佩戴支具，支具的佩戴对畸形矫正后的维持非常重要，可使足部内后侧肌肉在夜间维持牵伸，避免畸形复发。

104. 先天性马蹄内翻高弓足复发后怎么办？

预防先天性马蹄内翻高弓足复发的最好办法是：按医生要求佩戴支具，定期复查。一旦有复发表现，出现任何一种畸形表现应立即就诊治疗：

（1）早期复发若患儿年龄小，延长支具佩戴时间可逐渐矫正畸形。

（2）患儿年龄大不能配合佩戴支具者，建议再次使用 Ponseti 方法进行石膏矫正，必要时再次进行跟腱手术，之后依然需要佩戴支具。

下图：Ponseti 方法石膏技术及治疗效果。

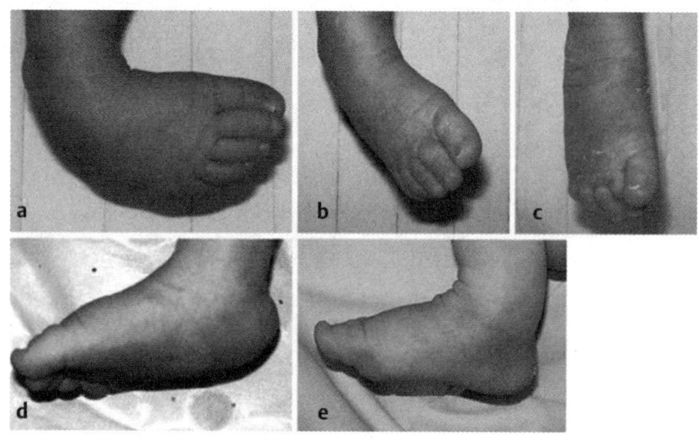

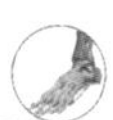

先天性马蹄内翻高弓足患儿经过专业、系统的治疗，随着年龄增长复发的概率会逐渐降低。因此家长首先要树立信心，多鼓励孩子，5 岁之后经过评估可以停止佩戴支具，做跟腱牵拉训练和跳绳运动，这有助于患儿跟腱的进一步生长和小腿肌肉力量的增强。

105. 烧伤患者如何预防高弓足的发生？

大面积烧伤患者常需要在翻身床上进行治疗，俯卧位状态下踝关节保持跖屈位，久而久之，极易进展为足下垂，肌腱及疤痕进一步挛缩，形成高弓足。因此，深度烧伤患者在整个治疗过程中都要进行双踝的功能训练。预防足下垂，早期的功能锻炼尤为重要，常用的功能训练方式主要有以下几种。

（1）伤后 48 小时创面还未形成坚硬的焦痂时，去除烧伤创面的坏死组织，包扎时注意对踝关节应用加厚敷料进行固定，可促进创面早期愈合，减轻瘢痕增生，预防足下垂。

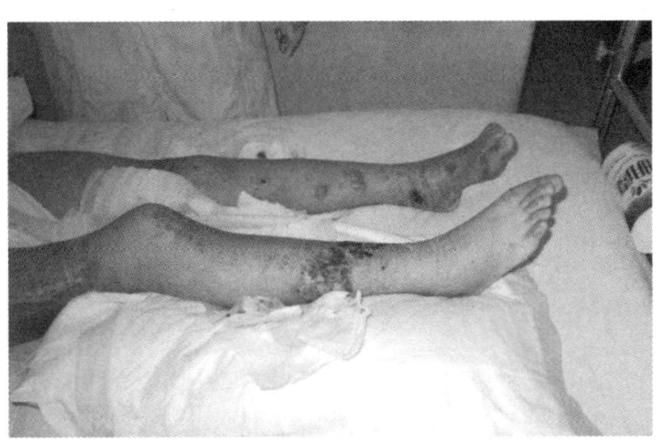

（2）将患者足尖朝上，保持踝关节近于直角，呈功能位，辅助患者进行适当的踝关节辅助运动，如进行主、被动的抬腿运动及下肢屈伸运动，则每次 10 ～ 15 min，每天 4 ～ 6 次。

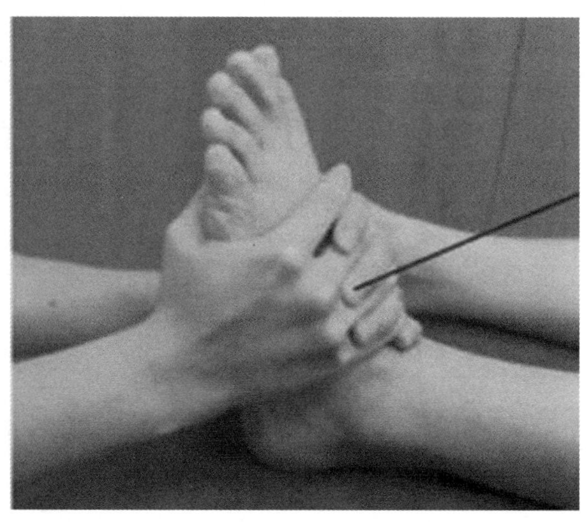

（3）经常改变体位可避免创面长时间受压而导致创面加深；静止状态时，需使膝关节稍屈曲保持踝关节呈直角，实施早期削痂植皮手术可减少增生性瘢痕的形成。

（4）创面大部愈合后，用弹力绷带均匀加压包扎下肢，下床行走锻炼时，由于植皮后的皮肤及瘢痕弹性减弱，注意足跟不能放平着地，需先穿坡跟鞋锻炼行走，之后逐步以平跟鞋代替。

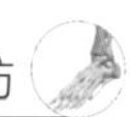

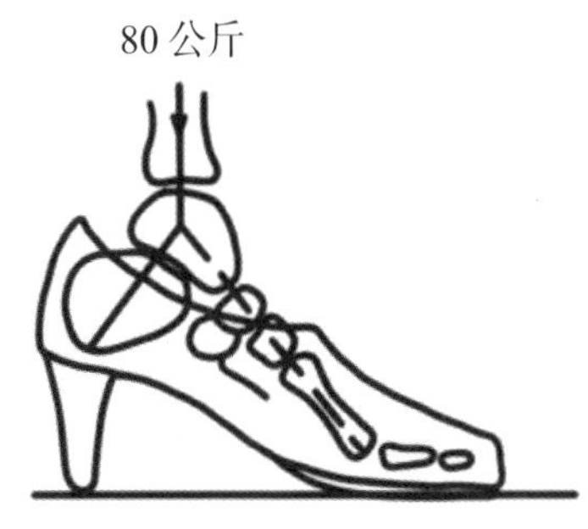

高跟鞋对足弓的压力最大
对足弓的损害也最大

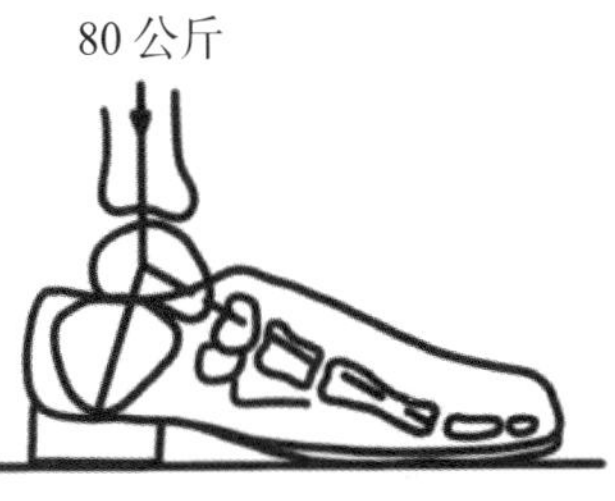

中跟鞋同样增加足弓压力
对足弓具有中等程度的损害

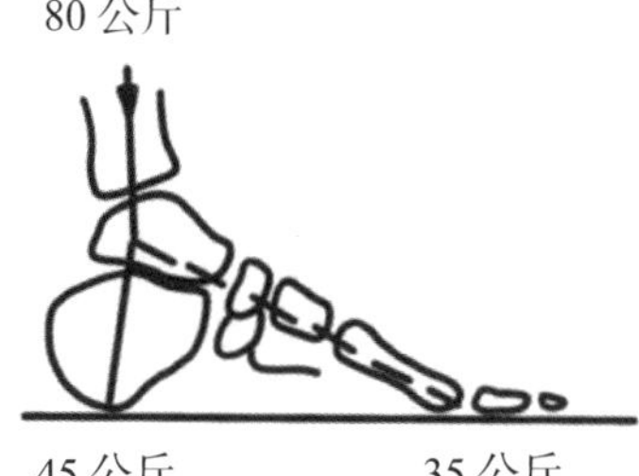

赤足或穿平底鞋的自然状态
对足弓无害

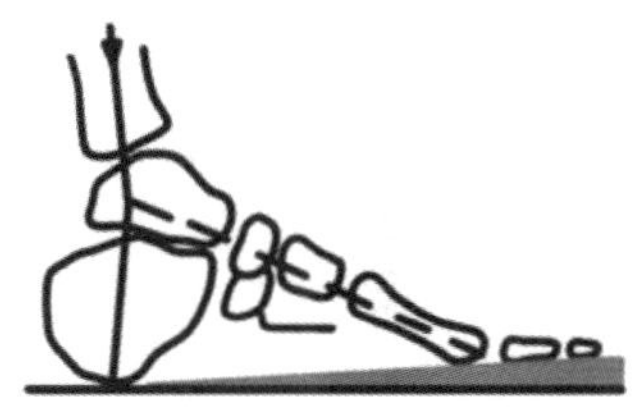

负跟鞋可以减小足弓压力
有利于足弓高度的恢复

（5）手法按摩或采用远红外线治疗仪对踝关节及其周围组织进行按摩能够软化瘢痕、减轻粘连并改善和促进局部组织的血液循环，增强关节活动度。

106. 脑卒中患者如何预防高弓足的发生?

随着人口老龄化的加剧及脑卒中发病人群的日益年轻化，脑卒中发病数量显著增加，若得不到系统的治疗、延误治疗，或对肌肉关节功能未给予充分重视，很多患者后期会出现足下垂、足内肌挛缩，进而形成高弓足畸形。随着对脑卒中并发症的充分认识，患者的功能康复得到了更多重视，更加强调早期康复，早期恢复肢体功能。目前，早期康复常用的治疗方法主要有以下几种。

（1）功能性电刺激：通过低频脉冲刺激腓总神经，使胫前肌收缩，防止胫前肌萎缩，同时抑制屈趾肌痉挛。

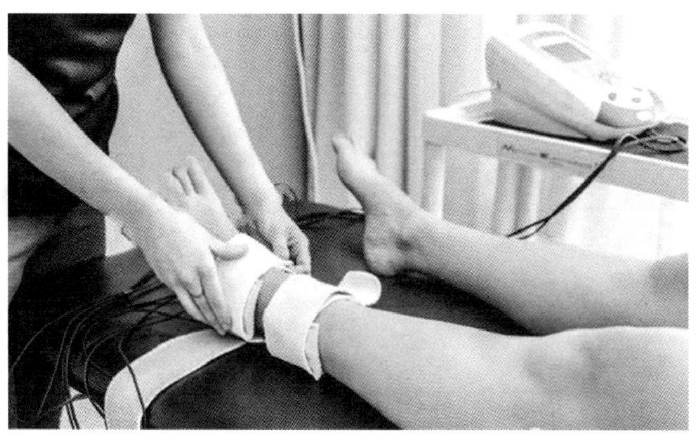

（2）神经肌肉促进技术：如 Rood 技术、Bobath 技术和 Brunnstrom 技术等均可缓解肌肉萎缩与痉挛、达到训练肌肉的目的，治疗高弓足。

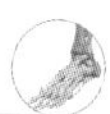

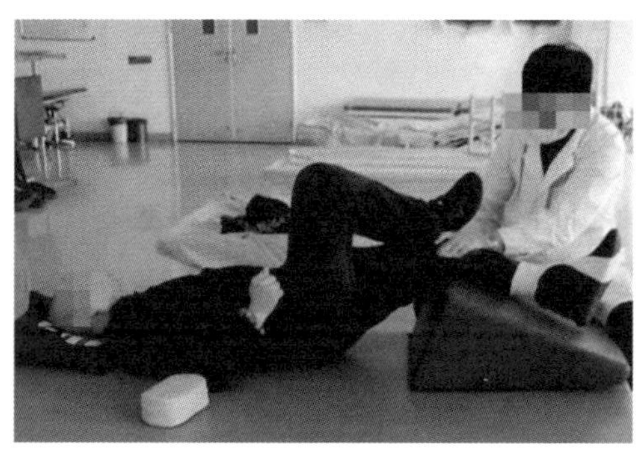
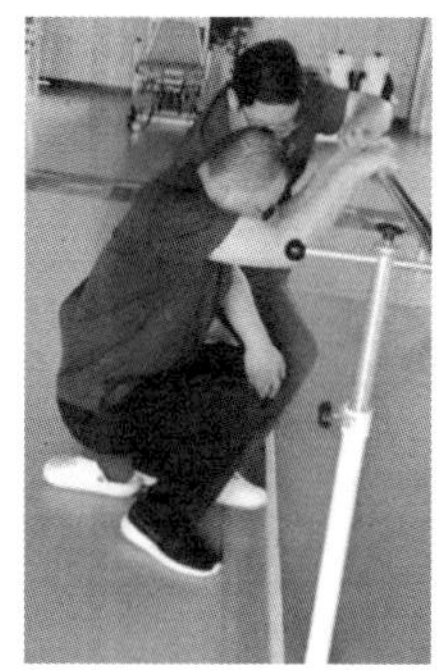

Brunnstrom 技术

（3）运动疗法：牵拉技术可缓解小腿肌群痉挛，防止挛缩；进行肌肉力量训练，如尽可能嘱患者进行自主运动。

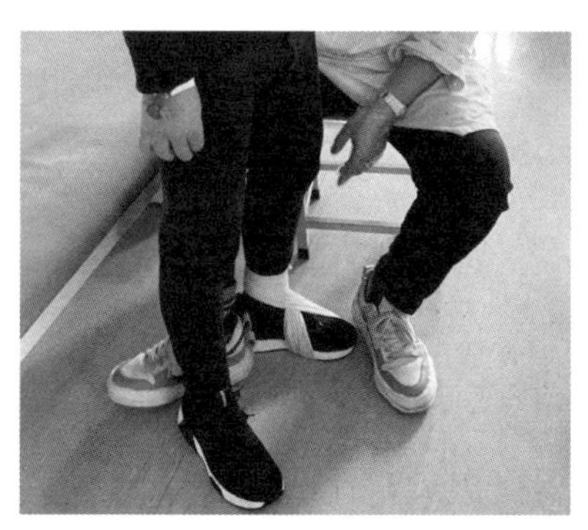
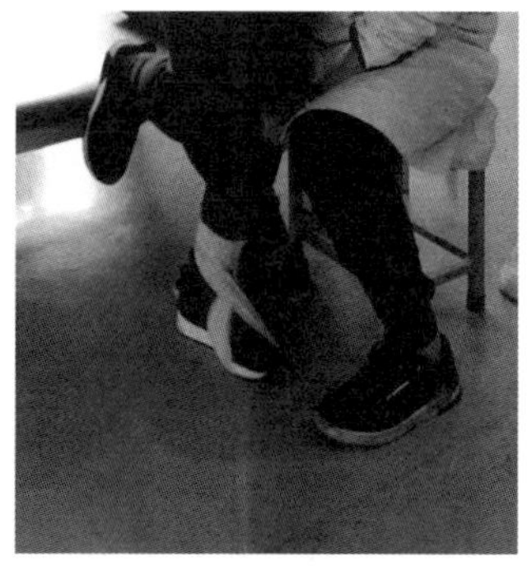

（4）利用踝足矫形器：在利用踝足矫形器时，治疗师要随着患者步行能力的不断提高进行适时的调整。

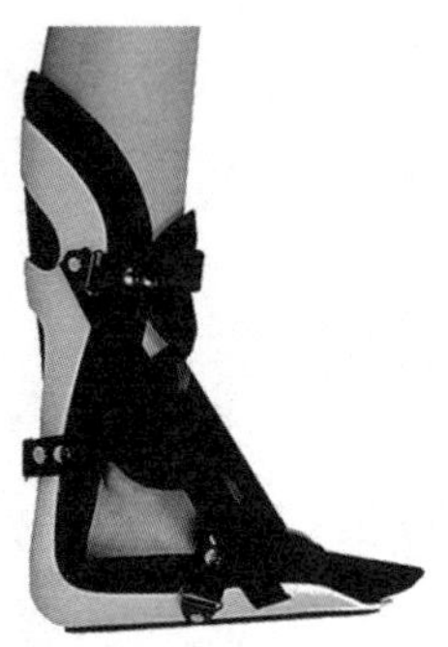

（5）机器人康复：康复机器人是一种特殊环境下的“可穿戴设备”，具备助残行走、康复治疗、减轻劳动强度等功能，是机器人技术与医疗技术结合的产物，帮助患者重新恢复运动功能。

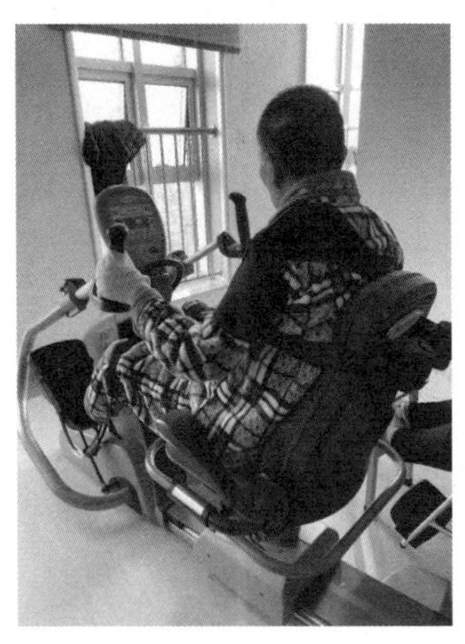

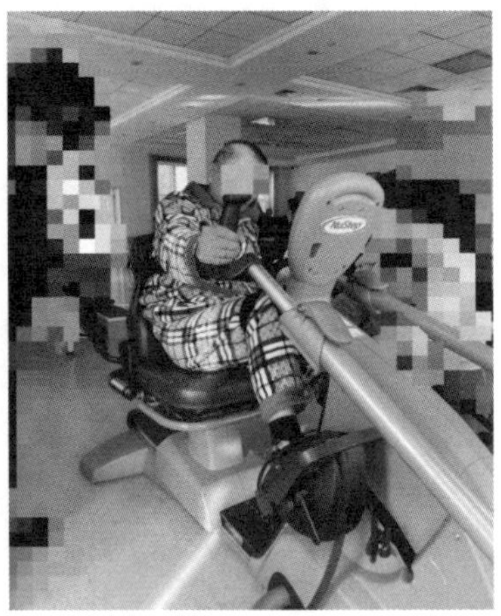

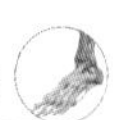

107. 如何预防钉道感染？

（1）术前预防：术前积极控制患者的原发疾病，如糖尿病和血液系统疾病；术前应酌情停用激素类药物，若存在开放伤的情况，应彻底清创并酌情预防性应用抗生素。

（2）术中预防：提高手术操作技术及使用特殊涂层螺钉。

（3）术后几种消毒剂对钉道感染的预防：术后钉道处皮肤的常用消毒剂有生理盐水、过氧化氢、75% 酒精、0.5% 碘附、氯己定等。75% 酒精具有易挥发特性，不能保持其有效浓度，长期滴入针眼可使针孔皮肤及皮下组织脱水变性收缩，出现针孔增大，因此酒精在外固定架植入初期的钉道护理应用较少；0.5% 碘附纱条湿敷创面，不仅能杀菌、消肿，且有收敛作用，减少组织渗出，促使肉芽生长，但碘附需要在使用前配置，且对金属有腐蚀作用；氯己定具有广谱抑菌、杀菌作用，是用于钉道护理的有效药物，其抗菌效果优于碘附，可降低感染风险，患者的舒适度也较高。

（4）近年来，聚己亚甲基盐酸（PHMB）也运用于临床预防钉道感染，它是一种被公认为 21 世纪最安全高效的广谱抗菌剂，抑菌浓度低，广谱低毒，作用速度快，泡沫量低，能形成一层阳离子薄膜持续长时间抑菌。

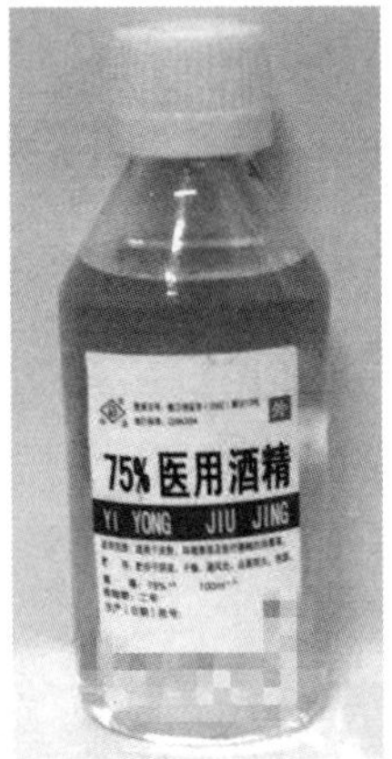

75%医用酒精
YI YONG JIU JING

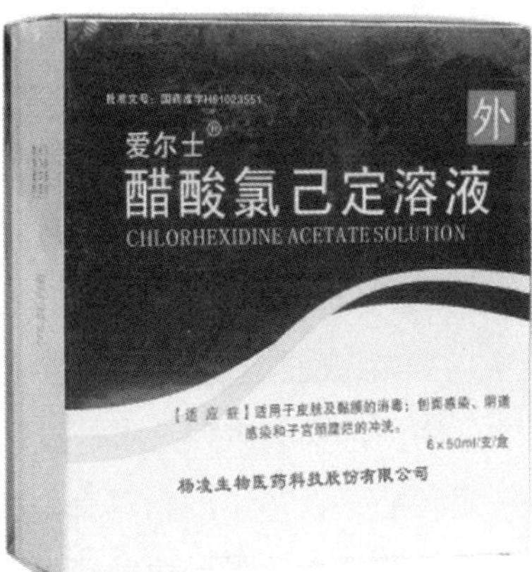

外
爱尔士®
醋酸氯己定溶液
CHLORHEXIDINE ACETATE SOLUTION
【适应症】适用于皮肤及黏膜的消毒；创面感染、阴道感染和子宫颈糜烂的冲洗。
6×50ml/支/盒
杨凌生物医药科技股份有限公司

十、高弓足患者日常注意事项

108. 高弓足患者穿鞋、行走有哪些注意事项?

高弓足最困扰患者的地方是内外足弓无足够的支撑，因此选择一双合适的鞋以适应高弓足畸形是非常重要的。

具有稳定性和减震能力强的鞋子可以给予足弓适当的支撑，缓冲来自地面的冲击力。首先，平底鞋或懒人鞋不是很好的选择；其次，调整行走的步态很重要，每天适当地活动足部、走路步伐不要太大、频率不要太快；最后，每天进行适当的腿部及足部按摩，小腿及足部肌张力将得到缓解，增加足的柔韧性。

缓冲、支撑和滚动是足部的三大主要功能，因此定制软质舒适的矫正鞋垫，可以增加足弓支撑，使足底压力均衡分布，进而避免膝关节、髋关节、脊柱等代偿性改变。

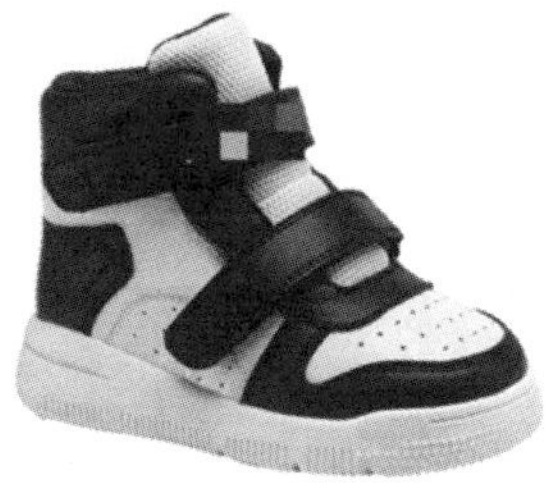

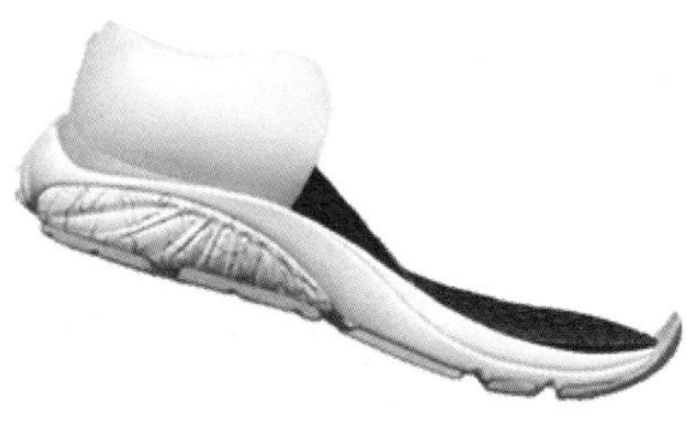

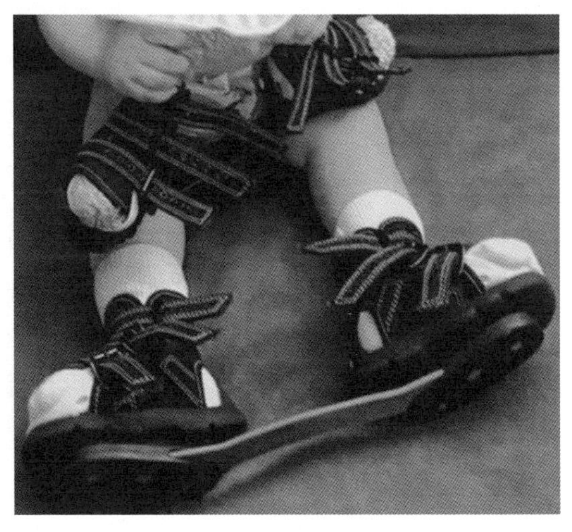

109. 高弓足患者如何在家进行锻炼?

高弓足患者在开始锻炼之前需要针对下肢肌肉进行热身，进行一些简单的摆腿练习，热身结束后根据自身情况决定活动量或在医生指导下进行练习，若练习时产生疼痛，应及时就医。

可以简单进行踝关节背伸训练：患者躺在床上或地上，

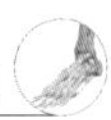

下肢向前方伸直，将弹力带一端缠绕在足部，另一端固定在其他固定物体上，脚趾朝向自己运动，然后缓慢恢复至起始位置，每组 10 ～ 15 次，每次锻炼 3 遍，每周锻炼 3 ～ 4 天。若需进一步锻炼，则需要专业人士的帮助。

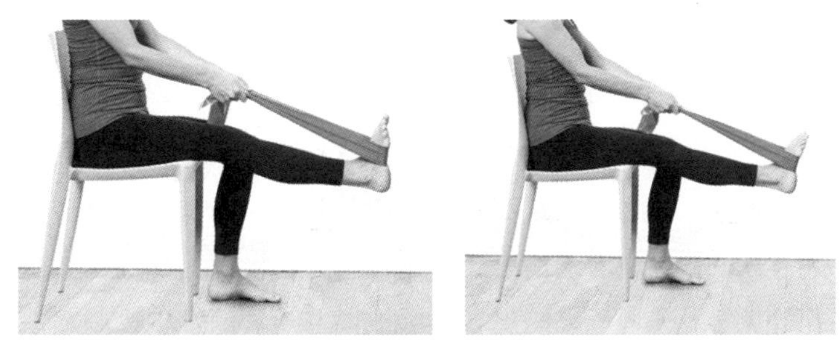

足背伸和背屈锻炼

110. 脑卒中伴高弓足患者在日常活动中需要注意什么？

（1）保持平衡

保持身体重心稳定平衡，是保证患者有足够的力量完成日常生活活动的基础。脑卒中使患者的神经系统受到影响，遗留的足下垂症状使患者踝关节主动和被动活动均受到限制，患者出现平衡障碍，增加跌倒风险。

强化核心稳定性训练可提高患者核心躯干姿势的控制能力，为提高患者的日常生活活动能力奠定基础。

（2）提高步行能力

脑卒中患者足的畸形状态限制足的功能，又因平衡功能障碍导致患者不愿进行步行能力训练，患者长期缺乏活动造成肌肉力量和骨质量降低，步行能力进一步降低。因此应减少患者的卧床时间，尽可能避免患者依赖轮椅等代步工具，充分调动其积极性，鼓励患者进行步行能力的训练；促进上肢摆动可提高整个躯体的功能，对提高步行能力非常有帮助；人体的小脑和眼球在维持人体步行功能中也发挥着重要作用，进行视觉追踪训练有助于提高患者的步行能力。

（3）增强信心

脑卒中患者因异常躯体姿势导致其跌倒风险增加，患者在日常活动中因惧怕跌倒而缩小活动范围，降低日常生活活动能力。患者要增强信心，接纳自己，积极应对疾病，参与康复训练；医者可以向患者及照护者普及跌倒发生机制、预防及应对跌倒发生等相关知识，开展好心理护理工作，帮助患者增强信心。

骨科临床特色——创伤性高弓足

典型病例 1

苏 ××，男，15 岁。高处坠落伤致右距骨骨折伴踝关节脱位，第一次手术行内踝截骨内固定治疗，术后距骨骨折复位不良，踝关节脱位，术后 3 个月取出内固定，术后 6 个月，踝关节完全僵硬，呈马蹄高弓内翻畸形，踝关节疼痛，足跟无法着地，跛行。第一次外院术后 7 个月，于海军军医大学第一附属医院行内踝截骨术、距骨畸形截骨术、自体髂骨植骨解剖重建固定术，术后 3 个月，步态恢复正常。

入院情况：

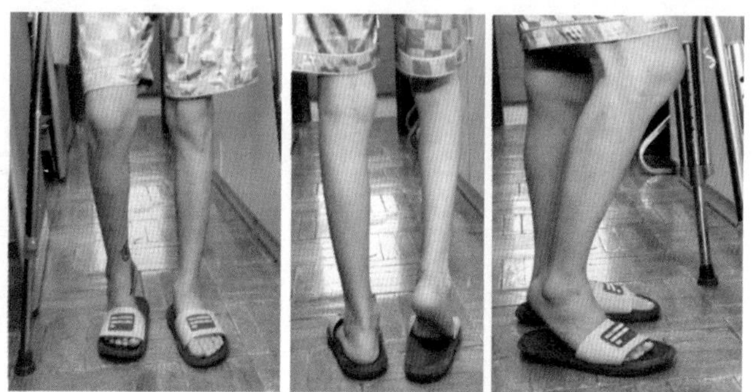

足跟无法着地，马蹄高弓内翻畸形

3D 模型：

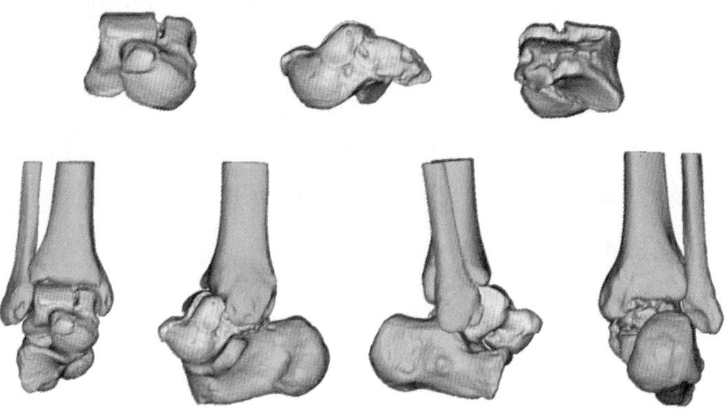

治疗：

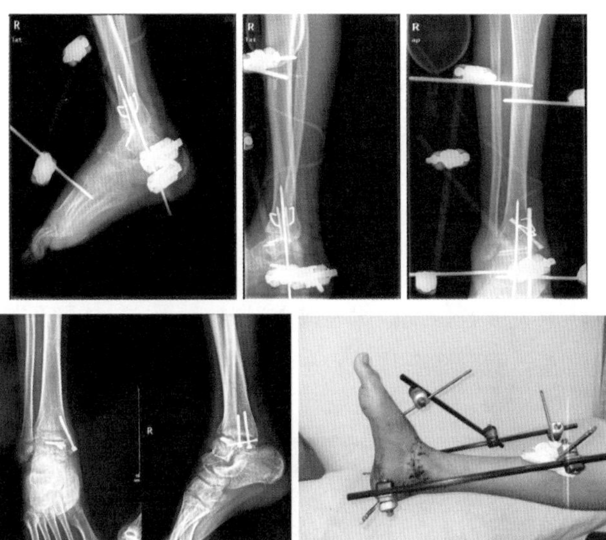

内固定术 + 外固定支架术

术后恢复情况：

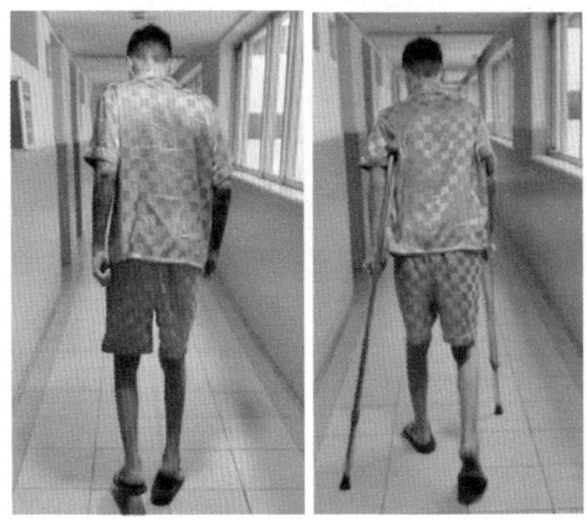

术后 3 月，可拄拐行走

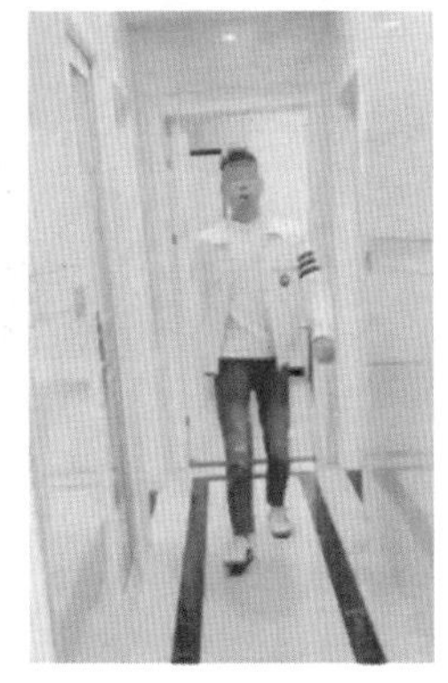

术后半年，脱拐正常行走

典型病例 2

钱 ××，女，43 岁。因车祸致右踝关节开放性骨折，关节脱位，先后行多次清创术、外固定支架术、游离皮瓣转移术。伤后 4 个月，踝关节陈旧性脱位、内踝骨不连、骨缺损、外踝畸形愈合、踝关节完全僵硬，呈马蹄高弓足畸形，无法行走。患者于海军军医大学第一附属医院行外固定架牵拉延长旋转踝关节脱位复位术、踝关节清理术、自体髂骨植骨解剖重建术，术后 2 个月，步态恢复正常。

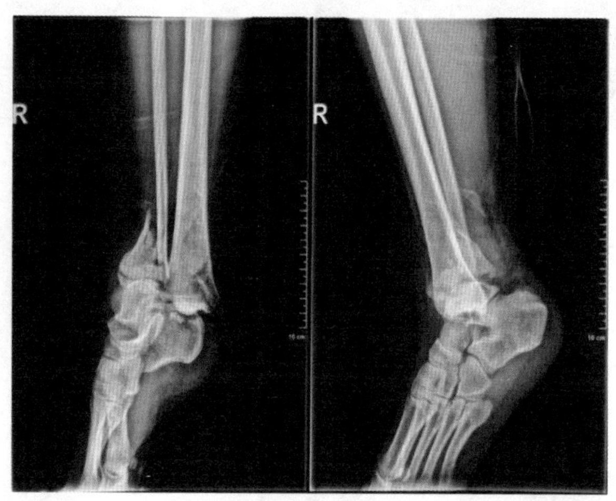

车祸后右踝 X 线片

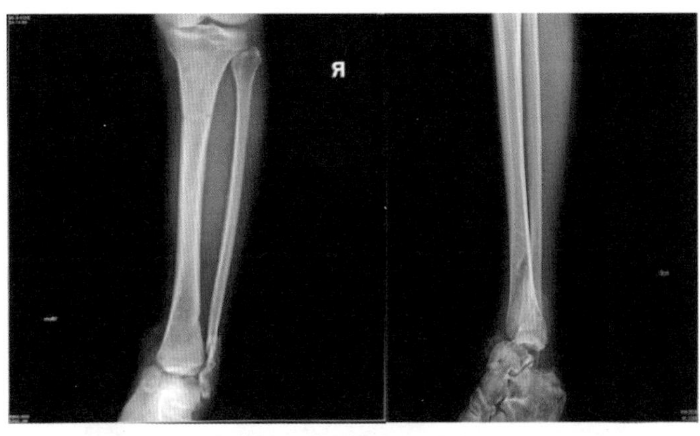

伤后 4 个月右踝 X 线片

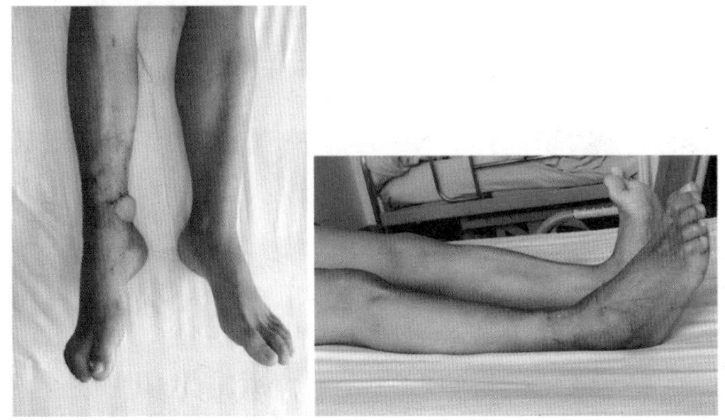

入院情况：伤后 4 个月右踝无法背伸，脚趾畸形，踝关节内翻

辅助检查：

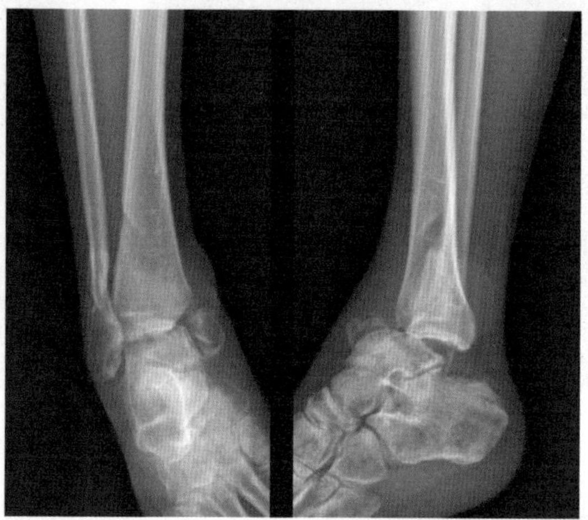
X 线片

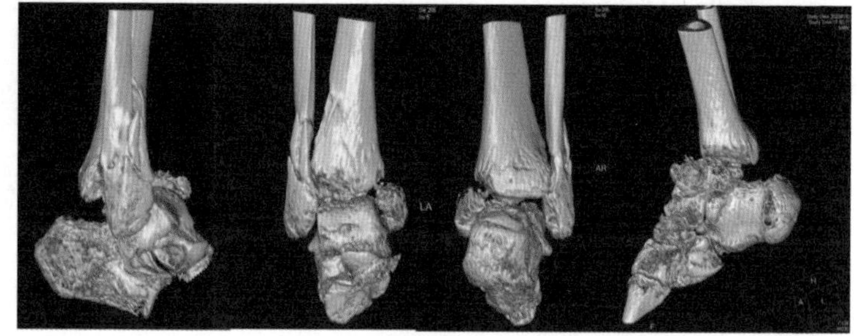
三维 CT

治疗：

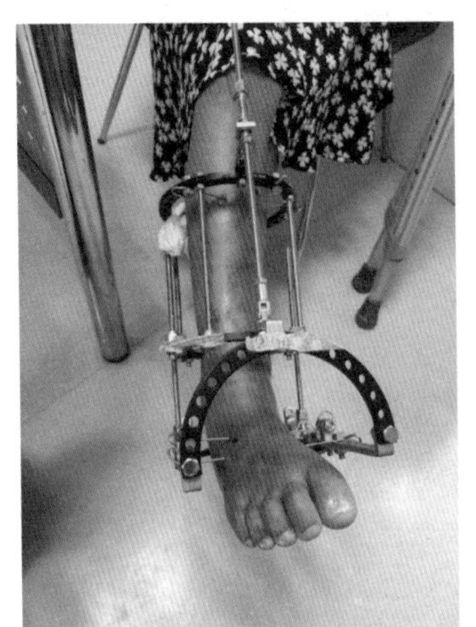

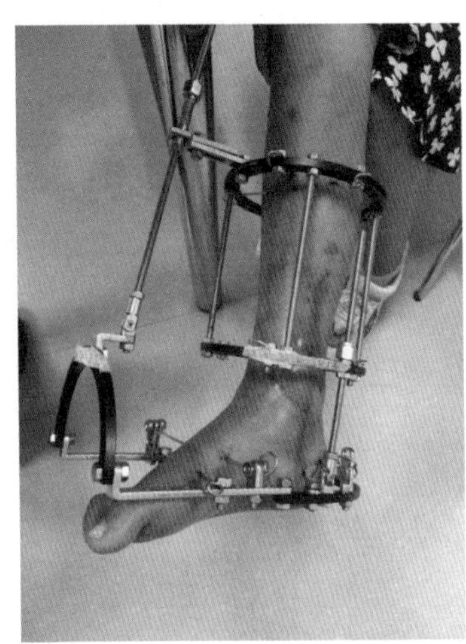

外固定架牵拉延长旋转踝关节脱位复位术

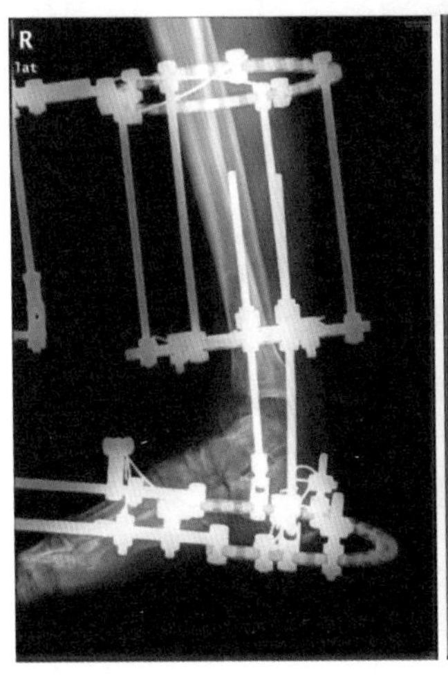

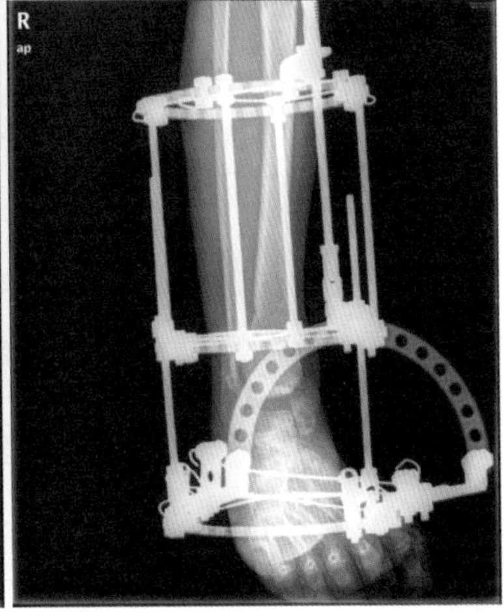

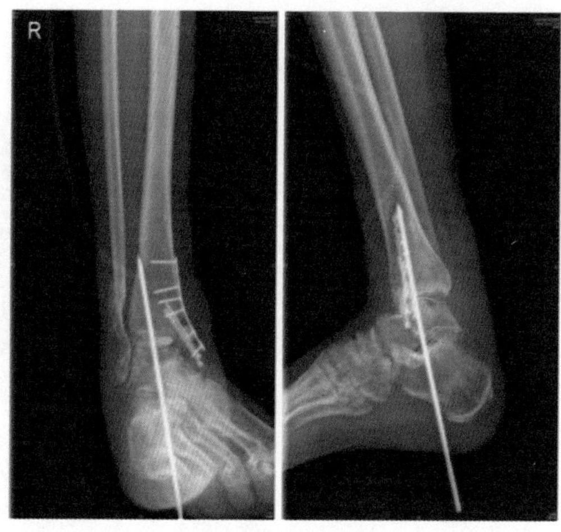

矫形术后 X 线片

术后恢复情况：

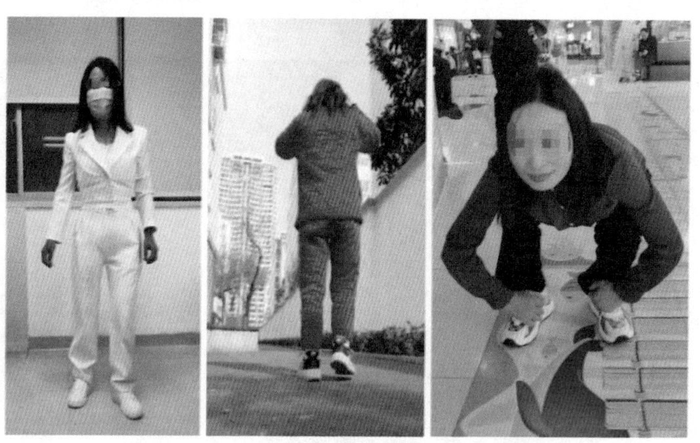

术后随访 5 个月，正常行走，可做蹲起动作

典型病例 3

徐 ××，男，48 岁。30 年前因车祸致皮肤软组织损伤行皮瓣转移术，术后皮肤瘢痕形成，3 年前软组织感染、患下肢筋膜炎导致全身感染、脓毒血症，经抢救后下肢创面愈合不良、膝关节挛缩，行腘窝松解 + 腘窝拉网植皮术，术后左足呈马蹄高弓内翻足畸形，1 年前在外院行外固定架矫形术，术后矫形失败复发，外院建议截肢，在海军军医大学第一附属医院一期行左跟腱延长术 + 外固定支架固定术，二期行截骨矫形关节融合术，术后基本恢复正常行走。

入院情况：

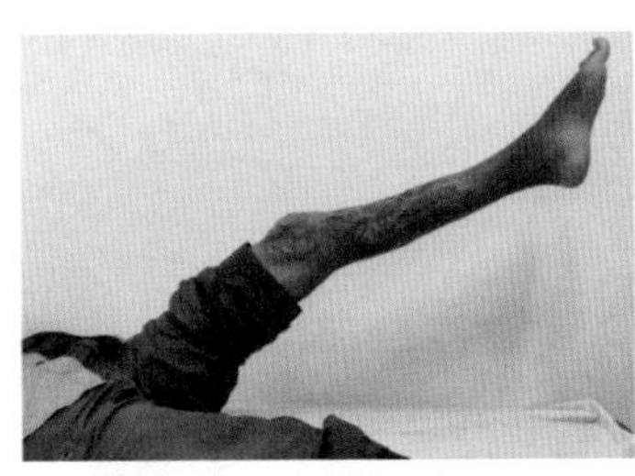
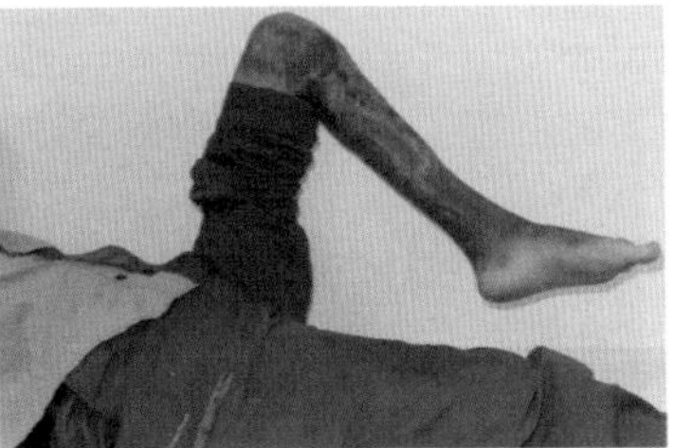

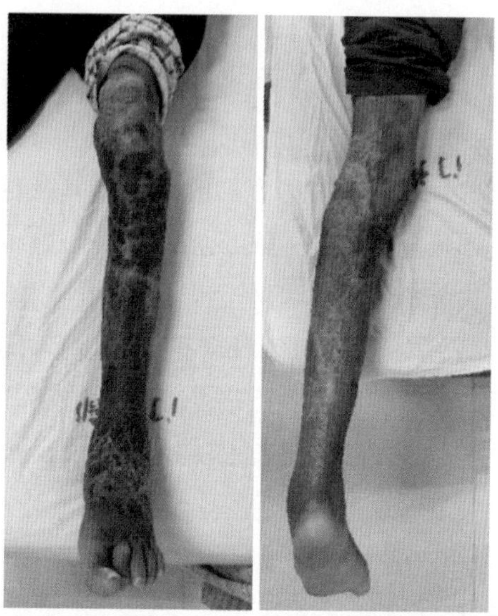

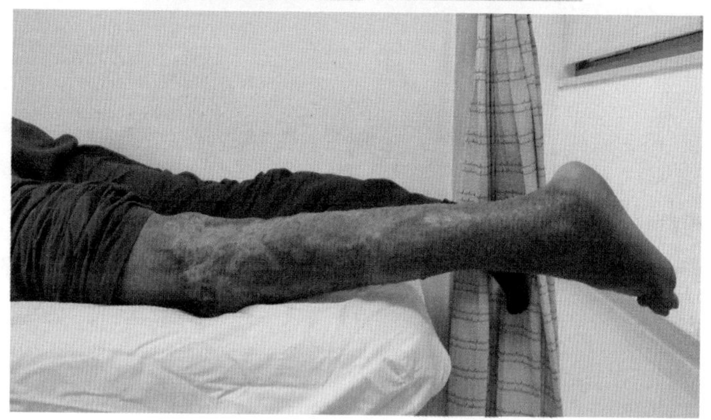

皮肤巨大瘢痕，状态极差，膝、踝关节僵硬

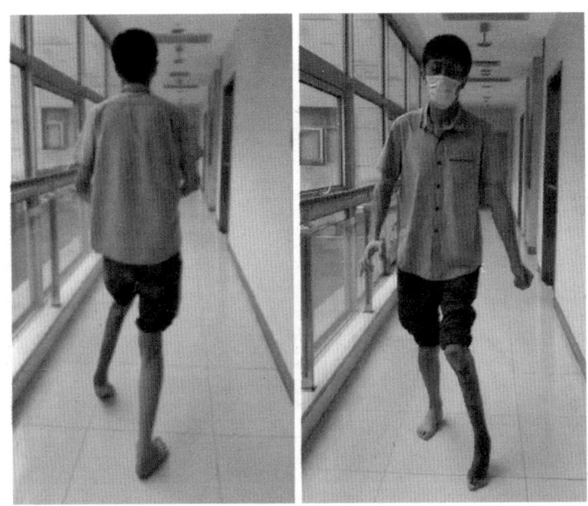
走路跛行

辅助检查：

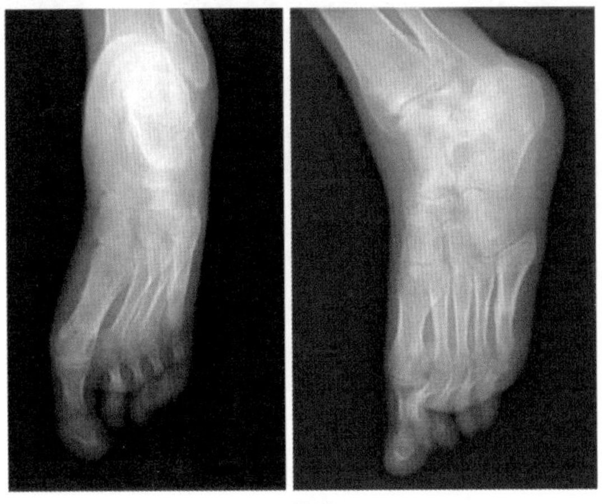
X 线片

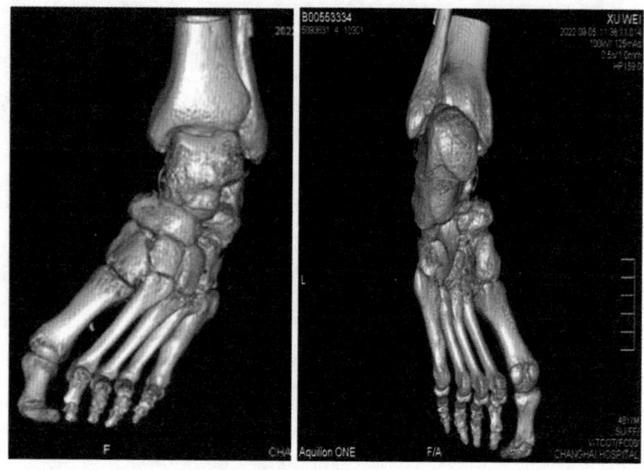

三维 CT

治疗：

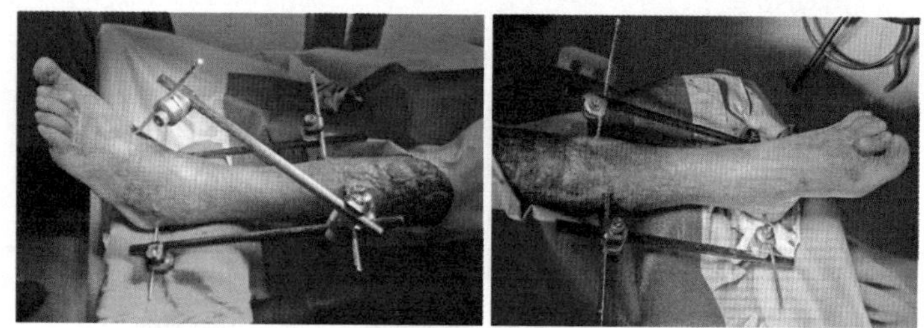

一期手术：左跟腱延长术 + 外固定支架固定术

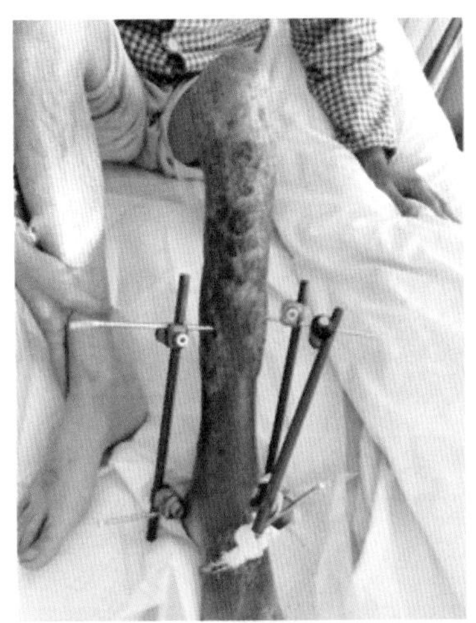

外固定支架治疗后

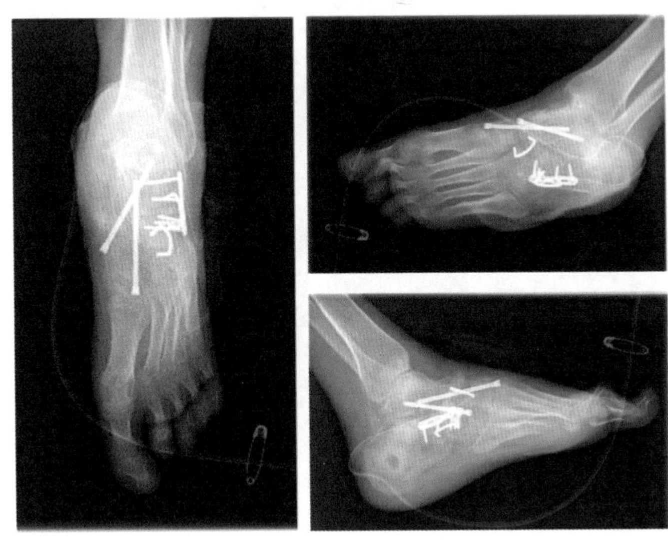

二期手术：截骨矫形关节融合术

术后恢复情况：

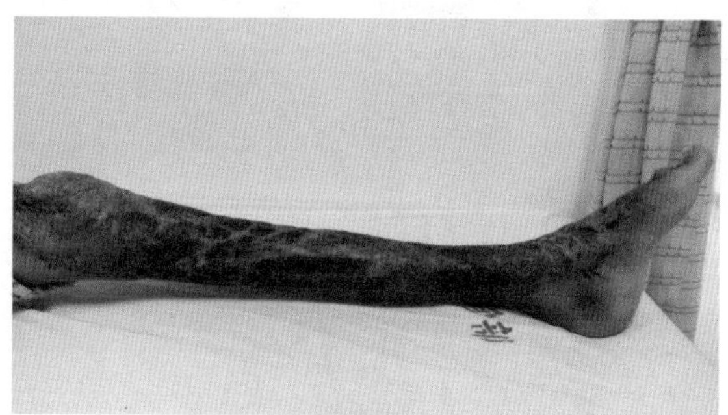

踝关节接近功能位，可正常负重行走

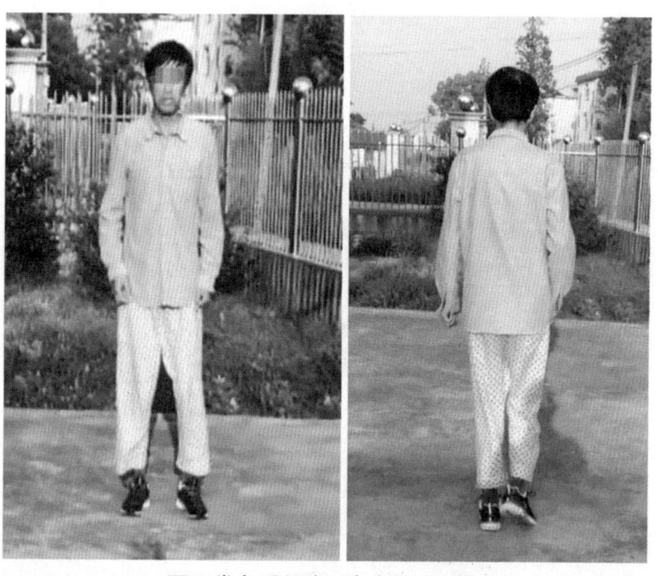

可正常负重行走，步态接近正常

海军军医大学第一附属医院简介

海军军医大学第一附属医院（长海医院）创建于1949年7月，经过70多年的建设发展，已成为一所学科门类齐全、综合实力强劲的现代化大型综合性三级甲等部队医院，发展形成“一院两区三附属”格局。

医院下辖62个临床科室，展开床位2700余张。拥有牵头建设国家重点学科6个、参与建设国家重点学科9个，国家临床医学研究中心1个、国家临床重点专科14个、全军专科中心（所）16个，中国工程院院士3名。在烧创伤救治、消化系统疾病诊治、泌尿系统疾病诊治、心脑血管及大血管内外科诊治、全器官及造血干细胞移植和中西医结合治疗肿瘤等方面，具有领先水平和雄厚临床综合实力。“十三五”以来获国家科技进步奖二等奖4项，军队及省部级一等奖7项，是国家首批住院医师规范化培训示范基地、中国研究型医院示范医院、示范高级卒中中心。自2014年纳入上海申康绩效考核体系，优势病种综合绩效一直位居上海市各大单体医院前列。2020 年上半年在 *New England*、*JAMA*、*Nature* 发表论著各 1 篇，充分彰显医院科技创新活力。

医院医疗服务特色鲜明，拥有亚洲一流水平的门急诊大楼，全球最先进的达·芬奇手术机器人，综合技术最先进的消化内镜诊疗中心，沪上首台 640 层动态容积 CT、新型 PET/MR 核磁影像设备和立体定向、射波刀、直线加速器等放射治疗设备。自主研发的室间隔缺损封堵器、定位遥控胶囊内镜机器人等赢得世界喝彩，服务百万患者。1993 年首批评为三级甲等医院，1999 年荣膺“全国百佳医院”称号，先后被评为全国“支援西部地区医院工作先进单位”，全军“思想政治建设先进单位”“医院文化建设先进单位”“为部队服务先进医院”“创先争优全军试点单位”，连续 18 届被评为“上海市文明单位”。

医院始终坚持“救死扶伤，服务军民”的优良传统，先后组织 100 多支医疗深入西藏、新疆、宁夏、四川等边远艰苦地区对口帮扶，在上海世博安保、上合峰会、亚信峰会、城市地铁核化生反恐演习等重大活动，以及“11·15”特大火灾、“6·22”枪击案、“8·2”昆山工厂爆炸、“6·12”天津港特大爆炸事故等应急救援中，展示了过硬的卫勤保障能力和创伤救治能力。进入新时代以来，医院以强军目标为统揽，助力海军战略转型，聚焦打造“深蓝”特色，不断提升保障打赢能力，出色完成亚丁湾护航、“和谐使命”军事外交、援非抗击埃博拉疫情等重要军事任务。在新冠疫情中，

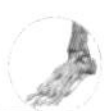

先后承担驰援武汉、服务部队、定点收治、支持驻地、入境隔离、境外援助 6 项任务，赢得国际与社会广泛好评。

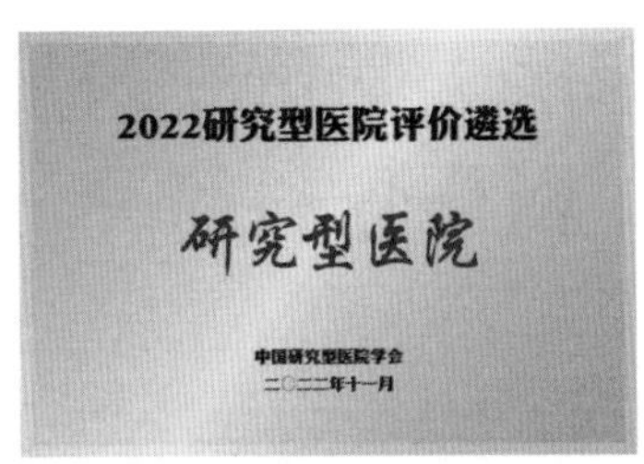

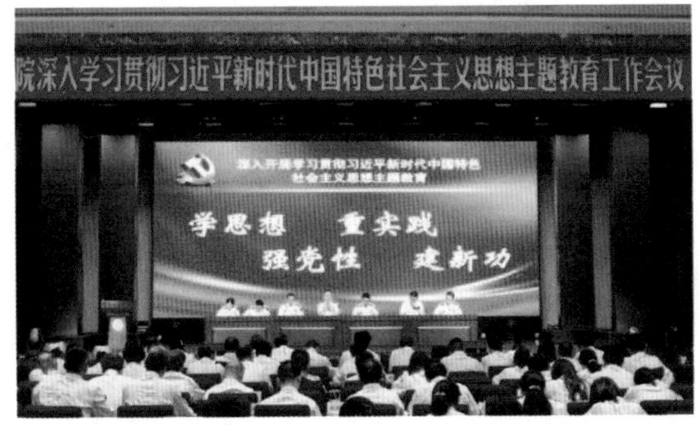

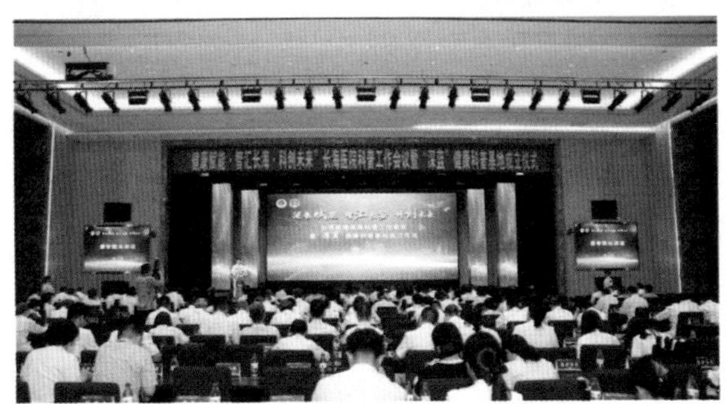

海军军医大学第一附属医院创伤骨科简介

（一）中心介绍

海军军医大学第一附属医院（长海医院）创伤骨科创建于1949年，经过科室老一辈专家坚持不懈的努力，科室不断发展壮大，是国内首批博士学位授予学科及博士后流动站，现已成为技术力量雄厚、总体水平国内领先、融医教研为一体的国家重点学科、国家临床重点专科、国家"211工程"重点建设学科。

海军军医大学第一附属医院创伤骨科老一辈专家立足复杂创伤救治，在国内率先开展了三翼钉治疗股骨颈骨折手术、神经束间吻合术、神经侧侧吻合术、形状记忆合金在四肢骨盆骨折治疗中的应用等一系列新技术、新方法、新理论。进入21世纪，创伤骨科的学科梯队和学科实力更强，在复杂骨盆及髋臼骨折的手术治疗、四肢骨折微创治疗、先天及创伤性马蹄内翻高弓足等足踝畸形治疗、四肢骨不连的手术治

 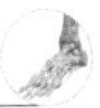

疗、脊髓神经损伤修复等领域已达到国内领先水平，取得了一系列令人瞩目的医学成果。科室配备床位 50 张，全科现有教授、主任医师、博士生导师 1 名，副教授、副主任医师、硕士生导师 8 名，科室医师中 90% 的人员获得博士学位，70% 的人员有国外知名医学院校进修深造的经历，年救治患者六万余人次，年手术量近 5000 台。近年来获国家、省部级各类基金 3000 余万元，获得包括国家科技进步一等奖在内的国家级奖项 3 项，省部级奖项 20 余项。在国内外期刊共发表论文 200 余篇，主编、主译专著 20 余部。成功举办学术会议 10 余次，成为多家学术团体创伤骨科专科培训基地。先后有 40 余位国外知名专家来科室访问交流，开展的新技术在全国近百家医院推广应用。

（二）专业特色

1. 严重创伤损伤控制

随着我国经济建设的发展，意外事故发生率呈上升趋势，而这些伤者中又以多发性和严重骨折居多。海军军医大学第一附属医院创伤骨科应用损伤控制（Damage Control）新理念，对于生命体征处于不稳定状态而急需进行手术治疗的严重创伤患者，采用简便的应急手术处理致命伤之后，待患者复苏后再对非致命伤进行分期计划性手术。损伤控制理论的应用大大提高了严重创伤患者的救治成功率，对于患者术后功能恢复及减少残疾具有积极的临床意义。

2. 四肢骨折微创治疗

微创技术具有损伤小、出血少、术后恢复快等特点，海军军医大学第一附属医院创伤骨科应用经皮微创钢板技术（Minimally Invasive Percutaneous Plate Osteosynthesis，MIPPO）等微创技术救治了大量四肢骨折患者,取得了良好的临床疗效。

3. 复杂骨盆髋臼骨折治疗

骨盆髋臼骨折多由车祸等高能量损伤引起，伤情严重复杂，严重威胁患者生命及肢体功能。海军军医大学第一附属医院创伤骨科在复杂骨盆髋臼骨折治疗方面积累了丰富的临床经验，救治了一大批此类患者，在国内外享有盛誉。相关研究成果荣获上海市科技进步奖一等奖。

4. 脊髓神经损伤修复

海军军医大学第一附属医院创伤骨科在张少成教授的带领下开展了多项世界首创的脊髓神经损伤修复新术式，取得了良好的临床疗效。国内外众多患者不远万里慕名就诊，国内外多家媒体对相关病例进行了报道。研究成果荣获包括国家科技进步奖一等奖在内的多项大奖。

5. 新型生物植骨材料研发

针对关节内复杂骨折骨缺损及骨不连患者的植骨材料问题，与国内多家重点实验室合作，研发了多种新型生物植骨材料，取得国家发明专利，为骨缺损及骨不连的治疗开辟了新的途径。相关研究成果已写进多篇高影响因子 SCI 文章。

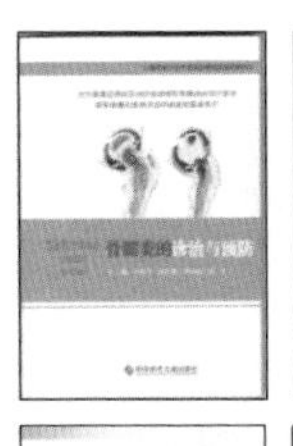

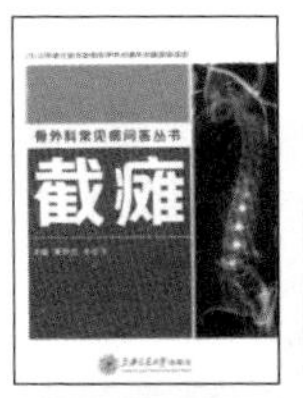

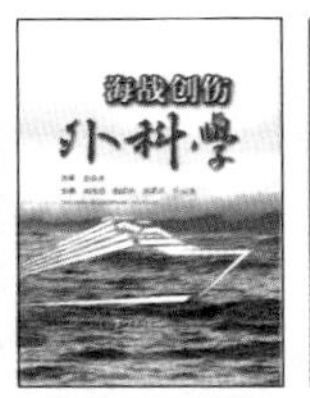

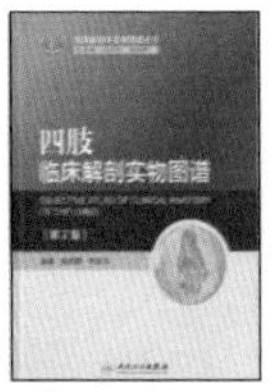

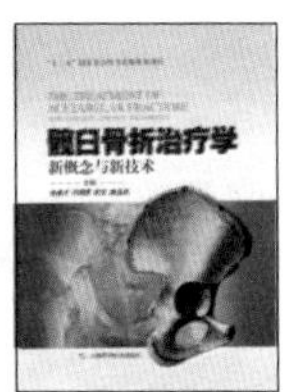

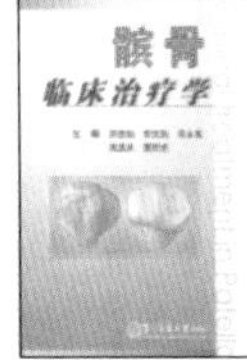

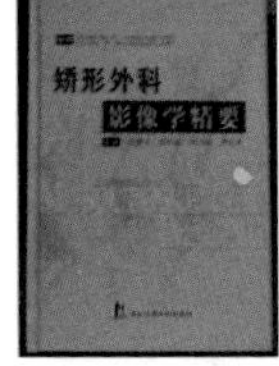

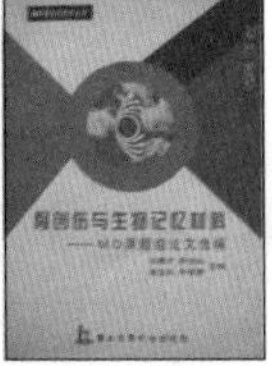

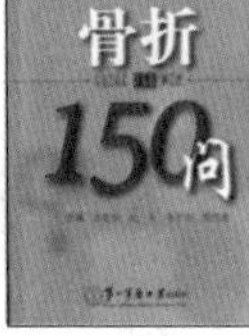

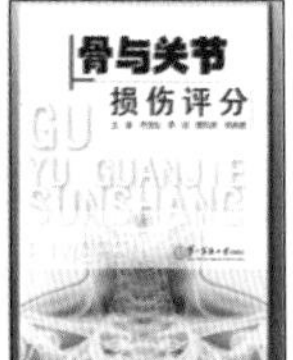

（三）足踝新特色领域

足踝损伤作为科室的新特色方向，经过近 3 年的不懈努力，临床及科研特色越来越鲜明，现已发展为年手术量近1000余台的学科方向，先后治疗大量先天及后天性足踝畸形、危重足踝损伤、足踝感染、骨不连、骨缺损、骨外露、陈旧性跟腱损伤、踝周神经损伤、足踝手术并发症，使大量长期跛行的患者恢复了正常步态，使严重踝关节畸形的患者避免了关节融合，保留了关节功能。目前，足踝损伤特色已逐步走向成熟，团队成员以科学发展为指引、承前启后、继往开来、努力创新，为把科室建设成医教研并举的国际一流学科而奋斗。

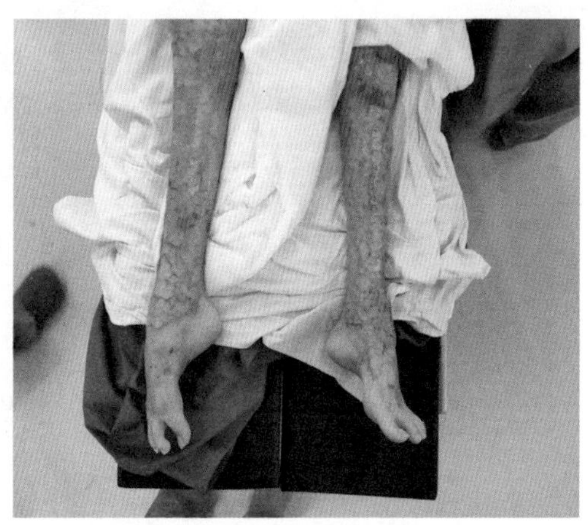

僵硬型马蹄高弓足患者外观

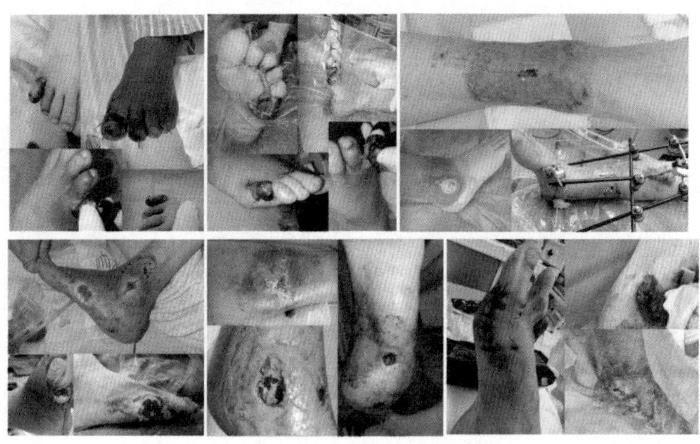

一系列足踝损伤及感染外观